图解圆运动古中医临床应用丛书

圆运动古中医
临证应用
——外感篇

张　涵◎编著

中国健康传媒集团
中国医药科技出版社

内 容 提 要

本书以形象化、简单化的绘图结合临床实践的具体病历，专门论述外感病的辨证论治，以及外感病误治坏病的辨证论治，深入浅出地讲解外感病的病因病机、外内传变原理和治法，包含感冒、表证轻症、经证、府证、藏证、及外感表邪内陷所致重症的论治，以及时行病，温病，瘟疫等治法。结合具体的病情症状详细分析论述辨证的方法和思考路径，清楚明白地分析辨证的依据，融汇内经的医理，以圆运动理论明明白白处方用药，明明白白治病。本书适合中医爱好者、临床医生、在校学生参考使用。

图书在版编目（CIP）数据

圆运动古中医临证应用 . 外感篇 / 张涵编著 . —北京：中国医药科技出版社，2022.11

（图解圆运动古中医临床应用丛书）

ISBN 978-7-5214-3113-1

Ⅰ.①圆… Ⅱ.①张… Ⅲ.①外感病—中医学临床 Ⅳ.① R2

中国版本图书馆 CIP 数据核字（2022）第 047227 号

美术编辑　陈君杞
版式设计　南博文化

出版	**中国健康传媒集团**｜中国医药科技出版社
地址	北京市海淀区文慧园北路甲 22 号
邮编	100082
电话	发行：010-62227427　邮购：010-62236938
网址	www.cmstp.com
规格	880×1230mm $^1/_{32}$
印张	5 $^5/_8$
字数	142 千字
版次	2022 年 11 月第 1 版
印次	2022 年 11 月第 1 次印刷
印刷	三河市万龙印装有限公司
经销	全国各地新华书店
书号	ISBN 978-7-5214-3113-1
定价	**38.00 元**

获取新书信息、投稿、为图书纠错，请扫码联系我们。

前言

感恩先师讳李可先生的教诲，感恩国家成立李可中医药学术流派，感恩志在复兴中医的仁人志士同道的共同努力和帮助。《圆运动古中医临证应用》2010年出版已10年，深受广大中医同道及中医爱好者垂爱，深表感谢！

能因此使许多人受益，或患者研习医理而疗愈，或初学者以此而入医学门径，或有缘同道医术增上，聊慰寸心。

余10年来致力于传承古圣先贤医道，传承实践"李可中医药学术流派"思想理论，"筚路蓝缕，以启山林"，创立六度古中医学塾，为普及古中医恢复传统中医教育做了大量的工作，培养了许多圆运动古中医理论实践临床人才；验证了《内经》《伤寒杂病论》《神农本草经》《温病学》的千古不易的实用价值；治疗了许多大病、重症、疑难病。圆运动古中医学理论必将为众多医学难题的攻克作出贡献。先贤彭子益先生的《实验系统古中医学》为今后传统中医教育奠定了坚实的基础，证实了彭子益先生提出的圆运动古中医理论是快速入门中医殿堂的捷径；是全面掌握中医理论的必由之路、提高阶梯。余在10多年的中医教育探索实践中积累了一定的宝贵经验，本书的出版希望能为培养中医临床人才、中医传承和复兴作出贡献。

学医必须明理，而把复杂的问题简单化，玄妙的问题直观化，抽象的问题形象化，是普及中医教育的重要方法。只有得到古人的思维方法，才能快速入门中医。"大道至简""百姓日用而不知"。窍诀就是"象""数"。《素问·五运行大论》："夫阴阳者，数之可十，推之可百，数之可千，推之可万。天地阴阳者，不以数推，以象之谓也"。"二仪有象，显覆载以含生；四时无形，潜寒暑以化物。是以窥天鉴地，庸愚皆识其端；明阴洞阳，贤哲罕穷其数。然而天地包乎阴阳而易识者，以其有象也；阴阳处乎天地而难穷者，以其无形也。故知象显可征，虽愚不惑；形潜莫睹，在智犹迷。"抽象的问题能够形象化，复杂的问题就简单化了，把中医的玄妙理论，用生活中的事物直观表述，使医理昭然，达到中医人人明理，并且让病人也能明白病理、治疗原理；让病人明明白白吃药、明明白白治病，改变对中医"稀里糊涂治愈疾病"的认知。中医明理生活化、简单化是中医传承、推广和普及的必由之路。

圆运动古中医的理、法、方、药另有专著，在《圆运动古中医图解经方》《圆运动古中医图解本草经》中详细论述，兹不赘述。

吾有缘恩师授业，步入中医之门，作为"李可中医药学术流派"的传承弟子之一，自不敢妄自菲薄，必当尽力担当重任，"复兴中医，舍我其谁"！希望每个中医人都能责无旁贷，勇担道义。

本书之宗旨，即在于普及中医，使人人知医。通过对具体病例的病因病机、理法方药的分析，快速入门中医殿堂，对常见的外感病有正确的认知。

愿患者读之，明正确治法，不致误治使轻病转重，枉受苦难！或患者自己困而学医，自利利他，惠及父母妻儿亲朋好友。

愿无病者读之，以病例之苦患为鉴，惜身爱命，注重养生，不经苦患；或未雨绸缪，研习中医，利己及人，为普及中医做出贡献。

　　愿有志于中医之学者读之，鉴此临证之得失，受些微启发，愿医德医术增上，皆臻上工。

　　此书稿2~3年前即着手准备，曾于六度学堂专题讲述，由弟子张芳臻记录参与整理，至今八稿，仍不免存在纰漏。自知医术尚浅，理解不够深刻，临证未达工巧，然知愧于昨之不足，信今之不逮，诚惶诚恐，唯期高明方家指正谬误，不吝赐教。

2022年7月

张涵于河南濮阳六度古中医学塾

声　明

为继承和发扬李可老中医学术流派的思想，国家中医药管理局于2011年3月9日正式在南方医科大学南方医院设立李可中医药学术流派传承基地。

本书旨在分享李可中医药学术流派的实践经验，给读者以启发，抛砖引玉。

先师讳李可先生自创破格救心汤、攻毒承气汤等方剂28首，运用古中医理、法、方、药，临床50余年，对各科疑难杂症均有独到的救治经验。先师擅于破格用药，驾驭大毒之药救治急危重症、疑难病，经常一剂知、二剂已。

善于破格用药是本学术流派的特色，临床辨证处方用药不拘泥于成法。

特别提示：

中医自古以来治疗疾病都是在辨证论治的基础上，一人一方，如同一把钥匙开一把锁；疾病症状或有相同，辨病因病机却未必相同，临证必须明辨病因病机，方能执万病之牛耳，不可"执方欲加"，故本书中医案处方不可照搬施治于病人！

本书中所有方剂的剂量均是笔者在师传用药心法的指导之下所拟，请广大读者不要生搬硬套，盲目照搬使用书中所载的方剂。照抄处方所引起的任何后果，笔者和出版社不负相关责任。

中国医药科技出版社

张涵

目录

风寒感冒与风热感冒

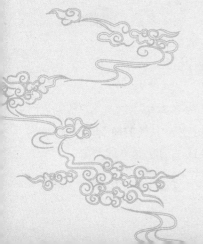

概述

感受六淫、疫疠之气，外邪自外侵入即是外感病。

外感六淫中以感寒、伤风居多。伤风寒与热伤风，外感的病因病机原理在《圆运动的古中医学临证应用》中已作了详细描述。临床上对于感冒的风寒证与风热证需鉴别清楚，否则误治可引起严重后果。

鉴别此两者的关键在于风寒证伤荣，风热证为风伤卫，伤寒证无汗，伤风热有汗。外感寒邪属于《伤寒论》中之伤寒证之轻症；俗谓"伤风感冒"亦多是伤于风寒，亦属于《伤寒论》中作伤寒轻症；而外感风热证属于《伤寒论》之中风表证——表虚证范畴。

但两者或可出现相同的症状——黄涕、咽痛、恶寒、发热。脉象之浮紧为风寒，浮数为风热。不能把黄涕和咽痛、发热作为判断风寒、风热感冒的标准。

风寒感冒出现咽痛症状之病机：风寒伤于咽部之表，卫闭荣郁，郁而发热，气机不畅，则咽痛；若寒伤于鼻部经络，则症见清涕或鼻塞，若晨起黄涕，是鼻部荣卫气机不畅，郁而化热。若风寒伤于整个表气荣卫，则卫闭营郁，头痛身痛恶寒、郁而发热。伤寒愈重，发热愈重。寒主收引故而脉浮紧。

外感风热，则是风热之热邪，冲伤了卫气，使之不能收敛，荣气外散，荣气疏泄无制，发为火邪，则见发热、咽痛等症。卫气伤则恶风、汗出。风热侵袭肺卫，故而脉浮数。

必明辨病因病机论治，不可见热即用清热。

风寒感冒的治法

风寒外感，伤于风或伤于寒，超出在表卫气的防御能力而为病。风寒的轻重程度和部位不同，导致了症状的不同。

普通的轻症风寒外感，表现为头痛、发热、无汗、流清涕或鼻塞，即使不予治疗，二三日也能不药而自愈；或者温服姜糖水，在大椎或额头（太阳经受寒部位）行拔罐等简单治疗。

因为见到太多的外感轻症误治致变症百出，甚或危及生命，故而一再强调："有病不治得其中"！对于其他的轻微的疾病也可不予治疗，听其自愈；但对于老人，或重感冒患者，需要及时治疗。

若受邪部位在前额、鼻部，伤及前额和鼻部经络，则出现前额头痛、喷嚏连连、鼻塞、流清涕、或略有恶寒，可用桂枝汤加白芷。

若受邪部位在头部或后背太阳经，则头枕部疼痛不适、项背强紧、甚或背痛、腰痛、恶寒、发热、无汗、脉浮紧。可用麻黄汤为基础方加减。

有人谓：外感无补法，若补恐犯闭门留寇之忌。《内经》明言：邪之所凑，其气必虚。金元四大家之李东垣先生亦有麻黄人参芍药汤治虚人外感。故伤寒表实夹虚证亦可用麻黄汤加扶正药黄芪、党参、生姜，效果更佳。

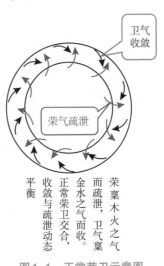

荣禀木火之气而疏泄，卫气禀金水之气而收，正常荣卫交合，收敛与疏泄动态平衡

图 1-1　正常荣卫示意图

　　若荣卫俱弱，易罹患外感，或缠绵难愈；荣卫源于中气，中气虚则荣卫虚，此类外感可用补中气之法加入发表药，如理中汤加麻黄。

　　若有外感症状之无汗、恶寒、发热、头痛，加之咳嗽，是寒邪伤肺，可依小青龙汤之法加减。

　　治疗风寒感冒之剂需中病即止，不必尽剂。若谓弃之可惜，可造成过度发散，多汗伤阴之弊，引发变生他证的后果。

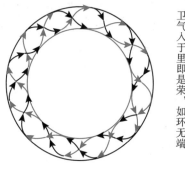

荣卫之气周流示意图

一气洄漩，荣气出于表即为卫，卫气入于里即是荣，如环无端

图1-2　荣卫一气周流示意图

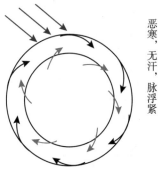

寒邪中表，因卫外之正气不足，而击伤荣气，遏阻不能循行而化热，恶寒，无汗，脉浮紧

图1-3　寒邪束表示意图

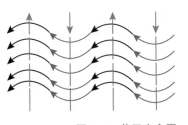

荣卫之气交合之处，是谓玄府，受肺金之治节而开阖，适之寒温而闭启其窍

图1-4　荣卫交合图

风热感冒的治法

风热感冒，即是热伤风，又可称为伤热风，彭子益《圆运动的古中医学》中有热伤风的描述"热气上冲，肺气不能降之""热冲肺逆，大气偏升，中气必虚""因大气中的金气被大气中的热气冲散，不能收敛，人身木火之气亦化热不降而冲伤肺家"。

《内经》言卫气出于下焦。卫气出于肺肾，禀金水之气而降敛，热气冲伤卫气，则降敛不足，出现恶风热、汗出、或恶寒，发热、流黄浊涕、咽痛等症状，是肺之降敛功能被伤，治法当以清凉降敛肺金为主，可用桑菊饮以收敛卫气，降敛肺金。

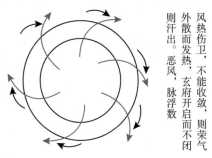

风热伤卫，不能收敛，则荣气外散而发热，玄府开启而不闭则汗出。恶风，脉浮数

图1-5　风热伤卫　卫气散泄图

在临床上，风热感冒较风寒感冒为少。两者之治法迥异，

相背千里。若外感风寒误用治风热之药，则无异雪上加霜；若风热证误用治风寒之药，则无异于负薪救火。

但很多患者，购药欲自治己病。药店所售感冒药，大多以清热解毒药为主。见热治热，而不知寻其根源，不求于本，不辨病因病机，执方愈加！导致感冒误治之祸害，非常之多！特警醒之！不知常，妄作凶！

尚不如"有病不治得其中"。

1. 风寒外感9例

（1）刘某，女，6岁半，河南濮阳人，2014年3月27日就诊。夜晚咳嗽，舌淡，脉象未记录。

处方：风寒感冒颗粒，说明书用量，3日。

服后痊。

风寒感冒颗粒的成分：麻黄、葛根、紫苏叶、防风、桂枝、白芷、陈皮、苦杏仁、桔梗、甘草、干姜。

处方圆运动示意图：

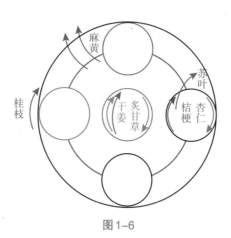

图1-6

（2）吴某，男，10个月，河南濮阳人，2014年3月27日就诊。

洗澡后受风寒，鼻塞流涕，咳嗽，面色黄白，舌淡。

处方：

生麻黄2g	杏仁3g	细辛1g	姜半夏3g
炒白术5g	炙甘草3g	炮姜1g	生姜3g
党参2g			

加水煮沸10分钟，日服3次，3剂。

服后痊。

3日后服附子理中丸1周。

处方圆运动示意图：

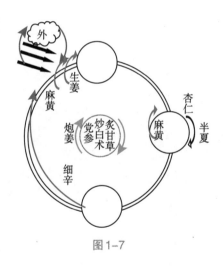

图1-7

（3）吴某，女，6岁，河南濮阳人，2014年3月15日就诊。

刻诊：咳嗽，咯吐黄痰，面偏黄，目眶暗，唇周暗，脉浮紧。

处方：

| 乌梅30g | 黄豆30g | 黑豆30g | 绿豆30g |

杏仁10g　　　生麻黄6g　　　生姜30g　　　炒白术20g

炙甘草10g　　　炮姜10g　　　党参15g

加水1000ml煮沸30分钟，后10分钟下麻黄，3剂。

服后愈。

处方圆运动示意图：

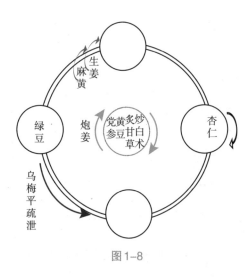

图1-8

按：此例外感发热，面色黄，中气虚，相火疏泄太过，故用乌梅三豆饮补中平疏泄，理中汤补中运中，麻黄、生姜以解表邪。

（4）李某，女，3岁半，河南濮阳人，2014年4月6日就诊。

吾邻家幼女，昨日发热，鼻塞，脉紧，感冒后又洗澡。

处方：

麻黄8g　　　桂枝8g　　　炙甘草15g　　　生姜30g

乌梅30g

加水煮10分钟，顿服，2剂。

处方圆运动示意图：

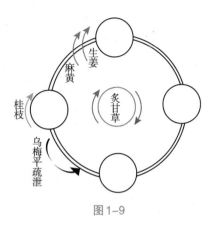

图 1-9

服 1 剂后汗出，热退，4 月 7 日下午又发烧 37℃，脉浮数。

处方：

乌梅 20g　党参 15g　炒白术 10g　炙甘草 10g　炮姜 10g

麻黄 10g　细辛 5g　生姜 30g　板蓝根 10g

加水煮沸 10 分钟，1 剂。

服 1 剂，纳佳，热退。

处方圆运动示意图：

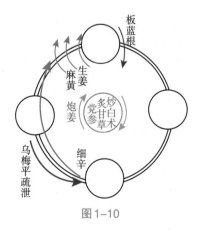

图 1-10

　　按：伤寒外感发热，属于太阳表实证，服麻黄汤汗出热退，而复又发热；原因之一有汗出不彻，表邪仍在，表之荣卫未完全复常；需要复服麻黄汤即愈。原因之二尚有中虚正气不足，或外邪出而复入，或卫外之气不能敛藏而发热。此例即是中虚，加温补中焦之药党参、白术、炮姜、炙甘草即愈。

　　（5）李某，女，3岁，2014年5月24日就诊。

　　外感咳嗽，又纳凉，咳嗽1周，服西药乏效，咽红，脉右寸紧上。寒邪客肺。

　　处方：

生麻黄6g　杏仁10g　　炙甘草10g　　生半夏10g　　炒白术15g
党参20g　乌梅20g　薄荷6g　　　　炮姜10g

加水煮沸10分钟，顿服，3剂。

处方圆运动示意图：

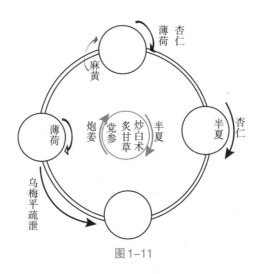

图1-11

　　按：此例外感，寒邪伤肺之表，又纳凉伤中焦脾胃，用温补中焦之剂加解表。

2014年5月26日，服上方2剂仍有咳嗽，有痰，鼻塞。

处方：

生麻黄6g　　杏仁10g　　炙甘草10g　　炒白术15g　　细辛3g
炮姜10g　　生姜20g

煮法同前，2剂，服后痊。

按：服1剂后，仍有咳嗽；证属寒邪不仅伤表，尚有及里。加细辛，使在里之邪外出。

（6）李某，外感咳嗽，鼻塞。2014年6月29日就诊。

处方：

生姜10g　　生麻黄6g　　杏仁10g　　细辛3g　　炙甘草10g

加水煮沸10分钟，顿服，2剂。

服1剂痊。

（7）常某，男，42岁，河南登封人，2016年4月10日就诊。

患者外感2周，鼻塞，脉右寸浮紧。

处方圆运动示意图：

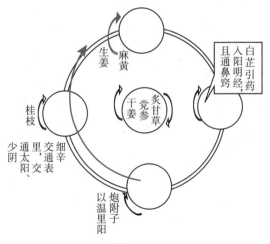

图 1-12

处方：

生麻黄15g（后下）　细辛10g（后下）　炮附子10g　　炙甘草15g

桂枝20g　　　　　　白芷20g　　　　　干姜20g　　生姜30g

大枣12枚　　　　　党参45g

加水1500ml煮沸60分钟，日3服，3剂。

（8）查某，女，27岁，河南濮阳人，2010年12月23日就诊。患者外感咳嗽1周，无痰，咽痒，脉右寸弱。

处方：

麦冬15g　　党参30g　　百合20g　生麻黄10g　白果20g

炙紫菀10g　炙款冬花15g　干姜15g　炮附子15g　细辛15g

炙甘草15g　生白术15g

煎60分钟，后下麻黄、细辛、紫菀、款冬花等，日3服，2剂。服1剂后咳止。

按：此例外感，时在仲冬，咽痒，右寸弱，属肺敛藏不足，加之外感，故加麦冬、百合、白果。

处方圆运动示意图：

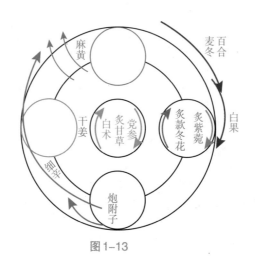

图1-13

（9）曾某，男，16岁，深圳人，2015年9月2日就诊。

脉浮紧，无汗头痛，项背强几几。

诊为伤寒外感。

处方：

| 生麻黄15g | 桂枝20g | 杏仁10g | 炙甘草15g |
| 干姜30g | 党参45g | 生姜30g | 乌梅30g |

加水煮5分钟，日3煎3服，1剂。

服后出汗，诸症痊。嘱服附子理中丸3日。

按：太阳表实证，以麻黄汤治之。许多外感症缘于中虚，致卫外不固，而易罹外感。

处方圆运动示意图：

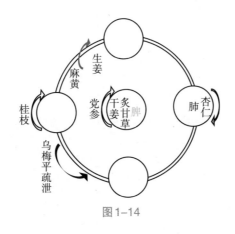

图1-14

2.咳嗽1例

许某，女，3岁半，北京人，2013年10月14日就诊。

患者咳嗽10余天，刻诊，面色萎黄，纳可，舌淡，苔中白厚腻，脉浮紧。

处方：

生麻黄5g（后下）　　杏仁5g（后下）　　生黄芪30g　　党参30g

炒白术10g　　　　　炙甘草10g　　　　生半夏10g　　干姜10g

砂仁3g　　　　　　　炮附子5g　　　　　生姜15g　　　乌梅30g

加水1500ml煮沸60分钟，二煎10分钟，日3服，3剂。

处方圆运动示意图：

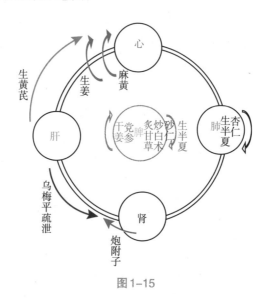

图1-15

服1剂后与患者家长联系，咳嗽已痊。

按：此咳嗽乃外感寒邪入肺，致宣降不利而咳。本气先虚于内，加之外感寒邪；病在表，故用麻黄汤开散卫闭，兼补中气，中气足则荣卫强。

3.外感咳嗽咽痛1例

金某，男，9岁，河南濮阳人，2016年1月16日就诊。

发热3日，咳嗽，咽痛，舌苔厚腻，脉偏浮，两寸弦，上浮，脉数紧。

处方：

生麻黄15g（后下）　炮附子10g　　　炮姜10g　　炙甘草15g
杏仁15g　　　　　　金银花6g（后下）　乌梅30g　　炒白术20g
细辛6g　　　　　　　生半夏15g　　　红参10g

加水1500ml煮沸60分钟，日3服，3剂。

服后痊。

处方圆运动示意图：

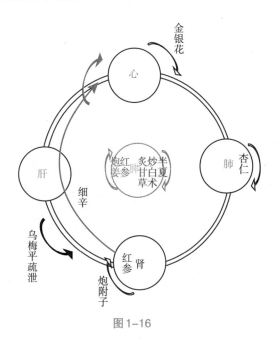

图1-16

按：脉浮紧数，卫闭荣郁而发热，当用麻黄汤开散卫闭则热解，寒伤荣，以炮附子温命火，助荣气之疏泄。患者苔厚腻，中气已虚，不能运旋，相火亦在上而不能斡旋下降，故咽痛，红肿，相火疏泄太过，而致已化为定在之热，用理中汤补中气，乌梅收敛相火，半夏降胆胃，使相火疏泄收敛，且能正常下降，金银花以清定在之热。

4. 外感流行咽痛 1 例

曾某，男，13岁，河南濮阳人，2014年4月11日就诊。

咽痛4日，舌淡红，脉紧。

处方：

生麻黄10g	桔梗10g	杏仁10g	甘草10g
金银花10g	板蓝根10g	生半夏10g	乌梅20g

加水煮沸10分钟，日3煎3服，2剂。

服后咽痛诸症痊。

处方圆运动示意图：

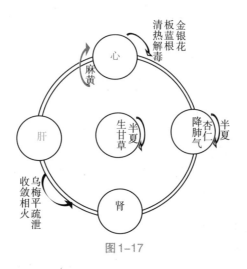

图1-17

按：此例流行外感，咽痛即是咽部之荣卫闭，郁而化热，故用麻黄散卫闭，郁热已化为定在之热，故用金银花、板蓝根清热解毒，加之《伤寒论》治咽痛之方桔梗甘草汤，乌梅收敛相火之疏泄，生半夏疏通降机，使在上之相火能正常下降，相火降敛，荣卫通利，故咽痛止。

5.虚人外感1例

高某，女，76岁，2011年2月28日于北京就诊。

患者外感，流涕如注，咳嗽。

处方：

乌梅30g	生麻黄5g	细辛15g	炙甘草15g
杏仁10g	白果10g	炙款冬花15g	炙紫菀15g
生半夏30g	桔梗20g	生晒参20g	生姜30g
百合30g	干姜10g	白芷15g	五味子10g

加水2000ml煮沸90分钟，日3服。

处方圆运动示意图：

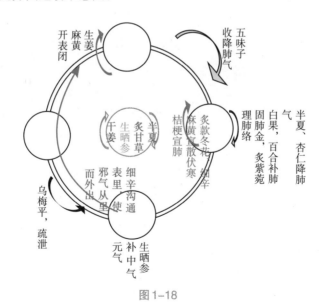

图1-18

2011年3月5日，患者来诊，言前方服1剂后咳止，流涕减，刻下：易喷嚏，流涕，易呛，有汗，（脉诊未记录）。

处方：

桂枝23g	赤芍15g	白芍15g	炙甘草23g
白芷20g	人参20g	益智仁10g	枸杞子30g
菟丝子30g	炮附子15g	熟地45g	生半夏30g
生姜30g	大枣6枚	五味子15g	

文火煮60分钟，日3服，3剂。

处方圆运动示意图：

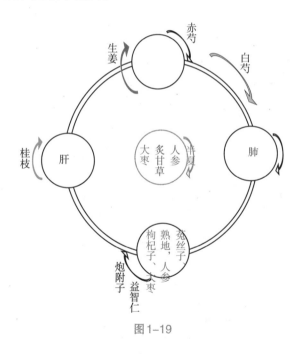

图1-19

服后痊愈。

2014年6月17日，患者外感又电话求诊，诉说流涕如注，汗出如浴，腰酸。

处方：

生黄芪90g	五味子20g	干姜15g	炮附子15g
炙甘草30g	人参20g	生龙骨30g	生牡蛎30g
枸杞子30g	菟丝子30g	补骨脂30g	山茱萸45g
白芷20g			

加水2000ml煮沸90分钟，日3服，3剂。

处方圆运动示意图：

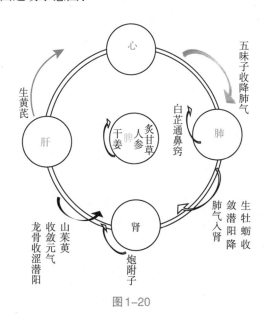

图1-20

2014年6月19日来信，服上药2剂汗涕大减，咳嗽，能起床活动，恶心止，有食欲，纳稍多。嘱：

原方加细辛10g，生半夏30g，杏仁6g，桔梗10g，炙款冬花15g煮法同前，2剂。

2014年6月20日来电：服上方1剂，咳嗽大减。

按： 患者年事已高，外感病也需谨慎治疗。咳嗽，用温肺散寒宣降肺气法，1剂而得效。前方清涕如注，寒邪伤及手足太阳经交汇处，故用桂枝温补太阳小肠丙火，白芷芳香通窍，加之温补元气，外感喷嚏清涕得效。

时隔3年后外感，患者汗出如浴，腰酸，元气虚而欲脱，虽有外感症状，症现危象。当先补虚收敛元气为主、稍加白芷以通鼻窍，"卫气出于下焦"，下元肾气足，卫阳自敛，肾气得固再加以发散宣肺止咳之杏仁、款冬花。

老人或虚人外感，当以固护元气为主，不可盲目一派发散。《伤寒论》中有言："脉浮紧者，法当身疼痛，宜以汗解之，假令尺中迟者，不可发汗，以荣气不足，血弱故也。"

所以诸虚证当权衡使用补法与汗法，先师讳李可先生教诲："纯虚证当补虚，首要顾护元气！保住先天肾气、后天胃气再治病"！

我们在辨证时一定要抓主证，分清轻重缓急；明辨病因病机，找出所有症状中重要的症状，看看这些症状有什么联系，这些症状是怎么转化来的，这就是分析病机；再寻出造成这些病机的原因，这就是分析病因；有些病因从表面上看是症状的直接原因，但是还要看到间接原因，更深层次的原因。这就是分析病因。

比如此例2011年2月28日病情分析：流涕咳嗽是症状，由症状推理可知病机是外感寒邪伤于太阳之表，表之卫气不足以御邪，而伤于表之荣气，所中部位在肺和气管之表，故而气机不利，咳嗽；寒邪还伤于太阳经在鼻额部位，经部受寒，手足太阳经在鼻额部位的经气受寒，这个部位的经气本来是热汽，受寒化为水，故而流涕如注，这是病机分析。

病因是外感寒邪，这是直接病因。

间接病因是什么呢？《内经》曰"邪之所凑，其气必虚"，那么正虚就是间接病因，而正虚的部位，就是鼻额部位；这个部位是手足太阳交汇处，手太阳经中的经气性质是丙火，那么丙火不足就是深一层的病因；如果再推理丙火不足的原因，可能有过食寒凉，有一些病人吃了冰凉的食物造成感冒，就是丙火受伤；也有一些是生活环境造成的；也有一些是丙火消耗过多造成的；也有一些是脾胃功能不足，造成中气生化不足，而丙火不足。

深层病因种种不一，要善于观察分析。

而病因病机分析清楚之后，选择治疗方案，把握标本轻重缓急先后次序。治疗方案的选取，一定要知其禁忌，要无违天时。一个病的治疗方案可以有多种，那种方案最佳？远期疗效最佳？这是上工、中工、下工的区别。所以要通盘考虑，天时地利人和。

病人的生活环境、平素体质、习惯、职业、境遇，是谓人事。

病人的地理位置、环境、地理气候之差别，是谓地利。

患病的时节和治疗的时节，就是天时。

我们学习《内经》，知道天地人的关系至关密切，通俗讲就是圆运动的理论。生长化收藏，生克制化无违天时，在疾病治疗中是至关重要的纲领。如果抛开天时地利人和，就没有天地人的整体观，"不谋全局者不足以谋一域"，难与其言中医矣！抛开阴阳五行、五运六气、升浮降沉、四气五味，中医名存实亡矣！

治疗方案选定之后，遣方用药：用药一定要无违天时，在圆运动理论指导下，根据时空和病因病机，选用合适的方药。

正确的治疗方案，远期疗效一定很好，才不会出现顾此失彼、拆东补西的短视治疗，才不会出现饮鸩止渴的荒唐治疗。

而现在误治、失治的现象已经非常普遍，非常让人痛心了！所以才会不惜笔墨，反复叮咛！

6.体虚停食外感1例

张某，男，47岁，河南濮阳人，2020年5月17日就诊于濮阳。

患者多食海鲜后受凉，发热1周，高热至39℃，自汗，汗多。服乌梅三豆汤加砂仁半夏理中汤后，高热、多汗痊愈，脉仍浮、偏数，舌淡胖，苔腻，唇紫，面色暗。刻诊：有干咳，夜晚卧寐不安，盗汗。

前高热多汗由停食外感引起。

处方圆运动示意图：

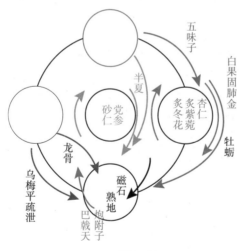

图 1-21

处方：

乌梅30g	生半夏20g	五味子10g	炙紫菀15g
炙款冬花15g	白果20g	炮附子10g	党参30g
砂仁10g	巴戟天30g	熟地30g	生龙骨15g
生牡蛎30g	磁石30g	杏仁15g	

加水2000ml煮沸90分钟，日3服，5剂。

2020年5月21日二诊，已能安寐，盗汗减，舌淡，苔中厚腻，脉左寸弦斜上，右关弦大脉左关浮弦细，左尺濡弱，右尺浮弱，咳嗽已止。

肾气虚愈。

守前方加熟地45g。

煮法、服法同前，21剂。

诸症痊愈。

7.卫气虚加外感风寒咳嗽1例

李某，女，26岁，深圳人，2011年11月18日就诊。

患者怀孕6~7个月出血，处补益气血方，愈，生子已4个月。近期咳嗽近2个月，渐加重，近几日甚重，干呕，初无痰，今有痰，白黄黏痰，咽痒，有汗。哺乳期。

生麻黄10g	射干15g	蝉蜕8g	杏仁15g
桔梗20g	甘草20g	川贝3g	干姜10g
鲜竹沥3支			

加水煮沸10分钟，日3服，2剂。

服后愈。

处方圆运动示意图：

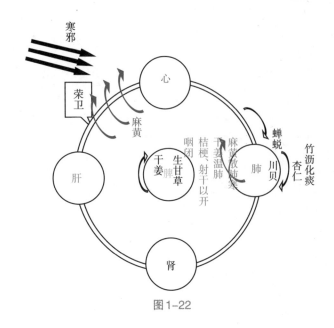

图1-22

按：素体气血虚，怀孕时有流产先兆，处补益气血剂而愈；外感在产后2个月，气血尚未恢复，卫气不固而有汗。加之冬时不寒，非节之暖，相火有上逆之势，症见痰色黄且黏稠、咽痒；故用川贝、甘草、竹沥、杏仁、射干降肺收敛化痰。卫虚又受风寒之袭，肺金虚而不能卫外，寒邪入侵，伤及肺之表，故用麻黄汤加桔梗宣散寒邪。

此症，亦可把生麻黄改为炙麻黄，以减少开泄太过。但此例虽有汗并不是太多，所以考虑仍用生麻黄，仅用2剂，中病即止，不可过用。

8.外感咳嗽化热，黄痰、黄涕2例

（1）王某，女，55岁，河南濮阳人，2013年12月5日就诊。

患者外感1周，昨日发热39℃，咽痛，鼻塞，身痛，头痛，舌尖赤，苔腻，脉象未记录。

| 生麻黄15g | 杏仁15g | 炙甘草30g | 生姜30g |
| 乌梅30g | 冰糖30g | | |

处方圆运动示意图：

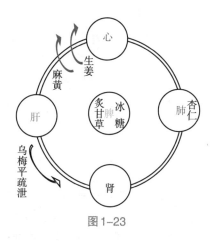

图1-23

武火急煎10分钟，顿服，二煎10分钟，间隔1小时服药。3剂。

按： 麻黄汤证，咽痛，舌尖赤，是相火燔于上，故用乌梅白糖汤收敛。

2013年12月10日，外感服上药1剂热退，仍咳，吐黄痰，黄涕，鼻塞，脉未记录。

处方：

生麻黄15g	杏仁15g	麦冬10g	薄荷10g
甘草15g	白芷30g	细辛15g	生半夏20g
太子参20g			

武火急煎10分钟，日3服，3剂。

痊。

处方圆运动示意图：

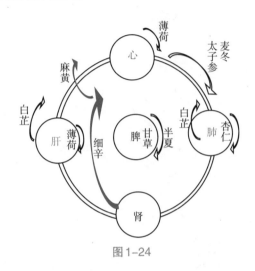

图1-24

按：黄痰、黄涕，明是热象，故在麻黄汤中加麦冬、薄荷等凉药以凉降肺金，半夏降胆胃以降肺，薄荷兼辛味，亦能宣散。风寒感冒郁久而化热，非风热外感，不可作风热外感治，只可在开散卫闭药中加入清凉药，凉热并用，医理既明，用药妥当则可效如桴鼓。

（2）杨某，男，5岁，河南濮阳人，2016年1月1日诊。

发热1周，一度发热40℃，无汗，夜晚发热重，39.5℃，余未记录。

处方：

生麻黄15g　　　杏仁15g　　　细辛10g　　　干姜15g

炙甘草15g　　　茯苓20g　　　炒白术20g　　　生半夏20g

乌梅30g　　　党参30g

武火煮10分钟，日3服，2剂。

处方圆运动示意图：

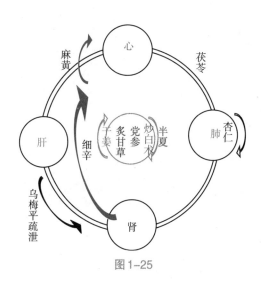

图1-25

按：外之卫闭荣郁越重，发热越重，本例外感高热，故用生麻黄开表闭，用量较大，发热越重，相火疏泄越重，故用乌梅平疏泄。荣卫来源于中气，中气如轴，荣卫如轮，可转轴运轮，故用四君、理中辈。

患者服上药2剂而愈。

2016年4月16日，患者又来求诊，发热3日，食少，鼻塞，发热39℃，面色黄暗，舌暗红，中厚腻，脉两寸弦上浮、紧。

处方：

生麻黄10g（后下）　杏仁15g　　生半夏20g　　砂仁10g

炒白术20g　　　　炙甘草15g　党参30g　　干姜15g

乌梅30g　　　　　生姜30g　　大枣12枚　　炮附子10g

加水1500ml煮沸60分钟，日3服，3剂。

服后热退。

2016年4月27日，患者因近2日又发热来诊，舌红，流黄涕，脉数。

处方：

薄荷6g（后下）　滑石20g　　　党参30g　　　甘草20g

乌梅30g　　　　白术15g　　　茯苓20g　　　冰糖30g

煮沸10分钟，日3服，3剂。

处方圆运动示意图：

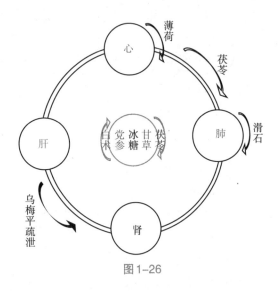

图1-26

2016年5月8日，服上药后外感痊，面黄，脉两寸上浮。

处方：

和胃散6g/日，生脉饮，7日。

2016年5月22日，患者又外感发热，腹泻，脉紧细。

处方：

（1）附子理中丸7日。

（2）风寒感冒颗粒3日。

2016年5月24日，患者午后热，夜热，纳差，舌苔白腻，剥苔，舌质淡，脉两寸上浮，浮紧。

处方：

| 党参30g | 炒白术15g | 茯苓20g | 炙甘草10g |
| 砂仁10g | 生麻黄10g | 乌梅30g | 大枣6枚 |

加水1000ml煮沸30分钟，日3服，3剂。

按：邪气所凑，其气必虚。此例易罹外感，属正气虚。多数幼儿，入幼儿园后，身体变差；过于管束，易其天真之态，大多不利于养生。很多孩子上幼儿园之前身体很好，入学之后，三天两头生病。要从健康角度对早教重新思考。

9.外感发热、衄、呕1例

金某，男，7岁，河南濮阳人。2013年11月22日就诊于濮阳。发热39℃以上2日，衄血数次，呕吐，脉紧而弱。

处方圆运动示意图：

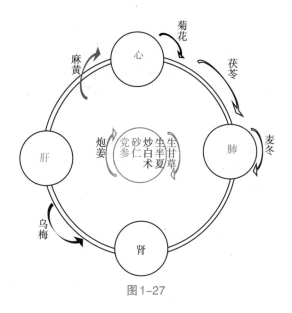

图1-27

处方：

生半夏 20g	砂仁 10g	茯苓 30g	麦冬 20g
炮姜 10g	生甘草 20g	生麻黄 6g	炒白术 15g
党参 30g	乌梅 30g	菊花 10g	

加水煮沸 10 分钟，日 3 服，3 剂。

11 月 23 日来电，服 1 剂未再呕，知饥索食，体温已降。

2013 年 11 月 25 日，患者来诊，言昨天服药后热退，午后复发热流涕，但已能纳能化，饮食复常。刻诊，脉浮，咳嗽偶作，唇红面赤。

处方：

炮附子 10g	炮姜 10g	炙甘草 15g	山茱萸 20g
乌梅 30g	生半夏 20g	砂仁 10g	炒白术 15g
炙紫菀 15g	炙款冬花 15g	生地 30g	麦冬 20g
党参 30g	生麻黄 6g		

处方圆运动示意图：

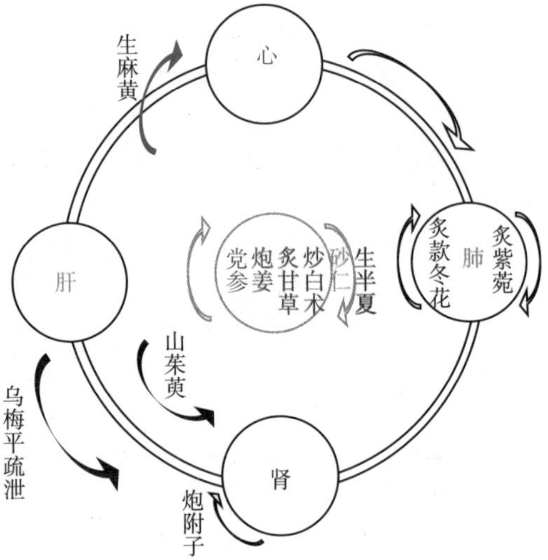

图 1-28

加水2000ml煮沸90分钟，后下麻黄，3剂。

11月26日来电，服后热退，今早36.7℃。

10.幼儿外感高热1例

靳某，男，1岁4个月，西安人。2014年8月31日，驱车夜里11点来濮阳求诊。

孩子1周前牙龈肿烂，低热，服银翘散退热后，肿退，又发热腹泻七八日，便黄绿间至，有黏液，有沫。发热39℃以上2日。

刻诊：脉浮数大，面色白，唇色淡，山根青，太阳穴、掌心热。

诊为中气不敛，相火不降。

按：太阳穴、掌心热，掌心为手厥阴心包经循行之部位，厥阴心包经禀相火之气，中气虚，相火不能降敛，故头部与手心发热。脉浮数大，为相火不收、元气虚之象，愈虚愈"数"。

处方：

炮附子3g	干姜3g	炙甘草3g	党参10g
生麻黄2g	白术10g	茯苓10g	生龙骨10g
生牡蛎10g	乌梅10g	生姜3g	

加水煮沸60分钟，1剂。

服后20分钟热退。

9月1日早晨来电：体温37.1℃，嘱守方1剂，仍有牙龈肿，加生半夏5g。

处方圆运动示意图：

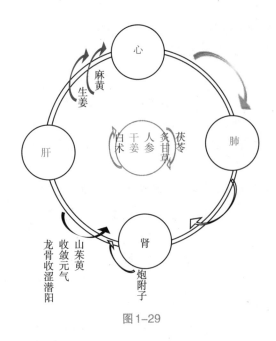

图1-29

按：此例中虚外感寒邪，治以补中气、收敛元气为主；稍加发散以解荣卫之闭郁；故相火疏泄得平，得以收敛下降，热自退。"甘温能除大热"。

此例虚症外感症分析："孩子1周前牙龈肿烂，低热"。四诊结合反推病因病机，牙龈肿烂症状的原因是胃气降敛不足，胃气不降的原因是中气虚，是素体脾胃虚致中气虚；中气虚会导致低热。此时应该用运中降胃的治法，但误服银翘散。银翘散属于清热解毒的治法，从前面的病例分析可以知道，这属于治病没有求于本，是一种只顾眼前的短视治法。

虽然"服银翘散退热后，牙龈肿退"，但是中焦本虚不耐寒凉，使用清热解毒的药致中阳被伤，中虚加重，所以"又发热腹泻七八日，便黄绿间至，有黏液，有沫。2日发热39℃以上"。这些是脾胃受寒不运化，中虚的症状。

可以看到刻诊时"脉浮数大，面色白，唇色淡，山根青，太阳穴、掌心热"。从病因病机的分析可知"诊为中气不敛，相火不降"。

治法以补中气、收敛元气为主；稍加发散以解荣卫之闭郁；故相火疏泄得平，得以收敛下降，热自退。此例是1例"甘温除大热"的病例。

11.外感后遗寒邪伏肺咳喘病气出于经络1例

刘某，女，16岁，河南濮阳人，2014年5月2日就诊。

患者去年8月初潮，每次经行必月事淋漓，必服中药止漏，间10日复行。有咳喘10多年病史。刻诊：纳差，疲累，面色萎黄，痤疮，唇色白，舌淡，苔腻，脉偏迟弱。诊为气虚不能摄血。

处方圆运动示意图：

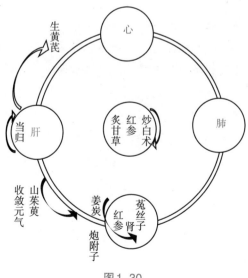

图1-30

处方:

生黄芪90g	红参30g	炒白术30g	炙甘草30g
当归10g	山茱萸45g	姜炭30g	菟丝子30g
炮附子15g			

加水2000ml煮沸90分钟,日3服,14剂。

按: 病因病机分析,"患者自去年8月初潮至今,月事淋漓,必服中药止漏,间10日复行",由此可见气虚不能摄血。

脾主统血,"气为血之帅",气虚则不能统领收摄,肝脾不升,木气不升则疏泄乖乱故漏下,《四圣心源》崩漏篇言:"木气疏泄,血藏肝木而不致疏泄者,气举之也";"血之在下者有气以升之,是以藏而不泻也,肝木郁陷,升发不遂,气愈郁而愈欲泄,金欲敛而木泄之,故淋漓而不收";"木能泄而金不能敛,则滂沛而横行"。

那么崩漏的原因是气血虚,气血虚的原因是什么?看患者主诉,"有咳喘十多年病史"。咳喘,病在肺。在圆运动的中医理论中,肺为金主降敛,肺司呼吸,纳气归肾,是肾之母,久病必及于子。故而元气亦虚。气虚不能摄固,病为崩漏。

接着往深处分析病机,咳喘是什么原因呢?

我们看"刻诊:纳差,疲累,面色萎黄,唇色白,舌淡,苔腻,脉偏迟弱。诊为气虚不能摄血"。

治法是先纠正气血虚,止崩漏,用大量黄芪补气升木气,理中汤温补中气,姜炭止血,当归温升肝木,重用山茱萸敛疏泄,菟丝子补肾精,附子温下元,使气足则能统领血行。

2014年5月17日二诊:前漏下服3剂痊,14剂已服完。

刻诊:外感7日,咳嗽,黄痰,脉偏紧。

处方:

| 生麻黄10g | 杏仁15g | 甘草20g | 炮姜15g |

生半夏20g　　炒白术20g　　薄荷10g（后下）　党参30g

武火煮10分钟，日3煎3服，3剂。

处方圆运动示意图：

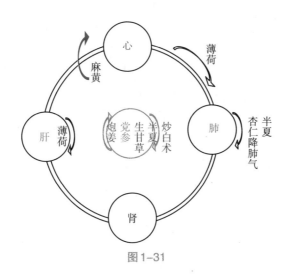

图1-31

方义：外感咳嗽，病在荣卫与肺经，患者黄痰为有热象，值少阴君火司天，二气君火主气，风木加临，木火相煽，风寒外感而有郁热之象，故用麻黄疏散卫气，杏仁宣降肺气，半夏降肺胃，理中汤补运中气，加薄荷辛凉清解郁热。

2014年5月23日三诊：值经期量大，喘，干咳，（舌脉未记录）。

生黄芪90g　　炙麻黄6g（后下）　杏仁10g　　炙款冬花10g

炙紫菀20g　　生半夏30g　　五味子15g　　炮姜15g

白果20g　　枸杞子30g　　菟丝子30g　　补骨脂30g

炮附子10g　　红参20g

加水1500ml煮沸60分钟，日3服，14剂。

处方圆运动示意图：

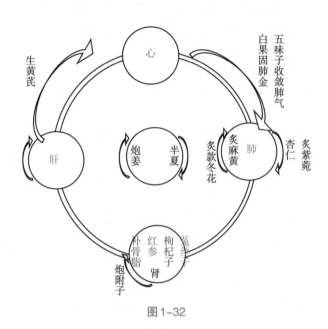

图 1-32

2014年5月29日四诊，服上药3剂，咳喘止，但手大指、次指起痒疹，足起痒疹，嘱：守方。

2014年6月1日五诊，患者着急来复诊，左手食指，水疱溃破，肿，痒痛，患者面临考试，手指溃破造成不便，刻诊，面色好转，精神好，舌淡、苔腻，齿多白斑，脉缓寸弱。

处方：

苍术20g	炒白术30g	茯苓30g	炙甘草30g
杏仁15g	薏苡仁30g	白蔻仁10g	党参30g
金银花10g			

加水1500ml煮沸60分钟，3服，7剂。

处方圆运动示意图：

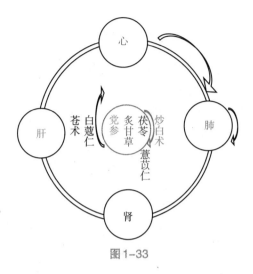

图1-33

2014年6月25日六诊：服6月1日方3剂，食指二间、三间穴处溃破已痊，刻诊，腹胀，已多日未喘，偶有咳，月经原半月行，由气虚不能摄血故月经再行，刻已痊，舌淡红，苔偏腻，脉缓弱。

处方圆运动示意图：

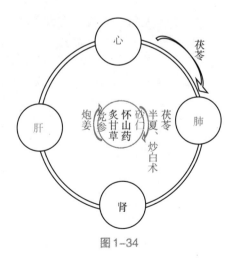

图1-34

处方：

| 怀山药30g | 茯苓30g | 砂仁10g | 生半夏30g |
| 炒白术30g | 党参30g | 炮姜20g | 炙甘草20g |

煮沸30分钟，日3服，21剂。

按：此例咳喘之因乃外感后寒邪伏于肺。前面分析过，致肺气不降，肺气虚，致肾气虚，致行经以来经量大，淋漓不尽。故第一诊治先纠正气血虚，止崩漏。

一诊方服后，崩漏止。证明思路正确，中气，元气得到补充。

二诊有外感症状治法为温中宣肺。此例咳喘之病因是旧有外感寒邪，治不如法，致邪深陷伏藏于里。所以用解表治法。但是值得指出的是方中用薄荷不够准确，因为有黄痰，变为化热；尚要观察痰的颜色是否深？是否黏稠？如果没有真正化热不能使用辛凉药。

三诊有喘，由于气尚虚；继续宣肺，加补气之黄芪温补中气、补肾之品补下元，鼓舞肾气。服后手之大指、次指出现水疱且肿痒溃破流水：手之大指、次指为手太阴肺经与手阳明大肠经交会处，深伏肺中之寒湿邪气从经络外发，乃是由里出表之佳兆。

内陷伏邪之出路，有出于表者，邪之来路即时邪之出路；有从阴出阳，太阴伏邪出于阳明；此例邪出于手阳明之表，发出水疱，因不堪其苦。五诊加健脾利水渗湿之品，使走水道，使之加快痊愈，调理中焦脾胃善后，使后天之本健运，气血生化运行自足。

附患者手指溃破图片：

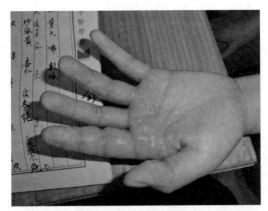

图1-35　手指溃破图

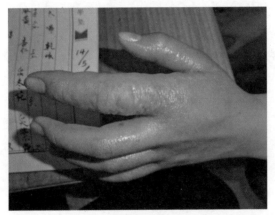

图1-36　手指溃破图

风热外感

　　数年前冬天，弟由北方到深圳出差10余日，深圳气温颇高，回到濮阳症见咽疼发热，咳吐黄痰，而电话问药。嘱服银翘片，1日痊。

　　此病即是外感风热，河南的冬天比较冷，而南方气温高，温差超过肺的治节之度，风热伤卫，荣气不藏，而回到北方，气温陡降，荣气不能迅速伏藏，而形成定在之热，形同寒包火。服清热敛降之剂即愈。

12.风热外感1例

李某，男，56岁，时值盛夏，2020年7月24日就诊。

外感发热7日，症状恶寒恶热，自汗出，头如蒙。昨日又吹空调受寒，流涕加重。脉左寸浮缓，右寸偏弱、紧，舌淡；流涕如清水。

诊为初风热感冒，卫气受伤，后又感寒，邪气伤荣。

处方：

桂枝15g	白芍15g	甘草15g	炮姜20g
五味子15g	巴戟天30g	乌梅30g	人参20g

加水500ml煮沸10分钟。日3煎3服，3剂。

患者服药1日后，又见面，得知服药后症状基本消除。

服完3剂痊愈。

外感误治坏证篇

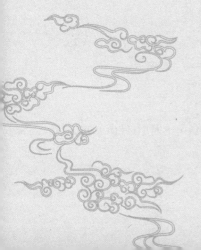

外感表证若没有得到正确的治疗，误治致表邪入里有如下几大途径：

1.表邪内陷由太阳入里伏于太阴经，伤及肺络，出现咳嗽，喘促，或高热，恶寒，咯痰，西医查可能出现急性肺炎、支气管炎、慢性支气管炎，甚者发为哮喘，后遗哮喘顽疾。

2.寒邪深伏经络，渐及经络部位深层；寒邪伏于手足太阳经交汇处，则为鼻炎；寒邪伏于太阳经头部，则出现头痛，经久不愈；甚或寒邪伏于深层脑部，则表现为脑瘤等；表邪伏于颈部太阳经络，则为颈椎病；伏于他处经络则变症不一。

3.表邪内陷伏于阳明经，出现扁桃体肿大，或遇外感则引起扁桃体红肿或化脓，甚至影响气道，导致呼吸不利，呼吸暂停综合征等症。

4.表证误治，寒邪内陷入少阴肾，而为肾病。如慢性肾小球肾炎、肾盂肾炎、过敏性紫癜、紫癜性肾炎，甚者致肾病综合征、肾衰竭；内陷入少阴心，则为心脏病，如心肌炎、冠心病、心包积液，甚者出现风心病等。

5.表证误治，寒邪内伏于督脉，寒凝督脉，则为强直性脊柱炎，甚或痰湿阻滞而为脊髓瘤等疾病。

6.寒邪伏于内或入于腑，膀胱不利，小便癃闭。伏于小肠则为腹泻。

因患者的素体不同，则有不同变症等。

1.哮喘，外感表证迭经误治、内陷入肺、自幼哮喘1例

周某，男，9岁，湖南长沙人，2011年8月20日由其母陪同就诊于濮阳。

病史：患者自1岁起，发作哮喘，每年11月份必发作，易罹患外感，畏风寒，肢膝如冰，曾用伏贴外治，自4~5岁始，鼻塞，白睛赤，眵多，右眼较左眼重，西医诊为过敏性结膜炎，前几日针灸以风热为治行泻火之法。患者自小学起服用中药，多清热或发散剂。也曾服麻附细剂2个月。

刻诊：夜尿频，遗尿，面色萎黄暗，目暗，舌淡白，脉浮，右寸关浮紧，尺弱。诊为土虚不能伏火。

按：土虚不能伏火，相火上逆，致目赤，眵多，黄涕，相火不能下降，致下元肾气、肾阳虚，不能固藏，故夜尿频、遗尿。中土乃脾胃之乡，治以先补土伏火，兼培补下元。值立秋前后，敛降肺金。

处方圆运动示意图：

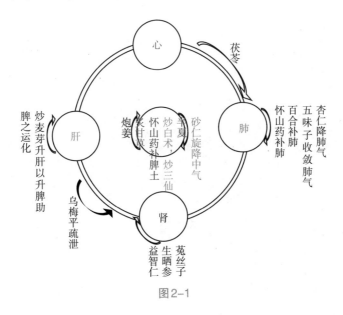

图2-1

处方：

生半夏30g　百合20g　　　　五味子15g　　　乌梅30g

炒白术23g　炒三仙各10g　　炮姜15g　　　怀山药30g
茯苓30g　　益智仁10g（后下）　砂仁10g（后下）　生晒参15g
炙甘草23g　菟丝子30g　　　　杏仁10g（后下）

文火煮60分钟，二煎30分钟，两煎混匀，日3服，7剂。

2011年10月3日来电：其子已正常上学，服药期间痉挛性咳嗽已止，服1个月，孩子增重，昨晚受寒后又咳嗽，嘱加入止痉散3日。守方1个月。

2011年11月17日来电：哮喘未发，鼻塞较前好转，脚转温，嘱加枸杞子、菟丝子各15g，炙紫菀、炙款冬花各10g。

2011年12月19日患者父亲来电：其子又外感，发热、头痛、未作哮喘。

处方：

生麻黄10g　　　桂枝15g　　　杏仁15g　　　炙甘草10g
人参10g　　　　乌梅30g　　　生姜30g

加水煮沸10分钟，日3服，1剂。

处方圆运动示意图：

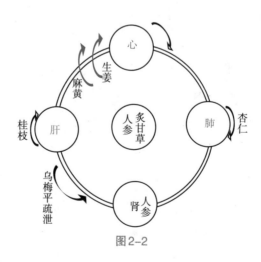

图2-2

2011年12月31日来电；前述外感服上药热退而愈，刻又咽痛，咽干，咽痛不能饮水。

处方：

乌梅30g　　冰糖30g　　　　绿豆30g　　　黑豆30g
黄豆30g　　桔梗20g（后下）　生甘草20g　　金银花10g（后下）
西洋参10g

加水煮沸30分钟，日3服，3剂。

处方圆运动示意图：

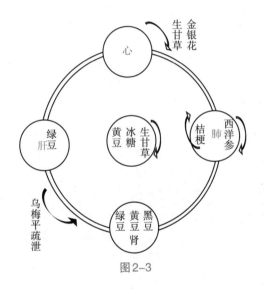

图2-3

按：相火上逆客于咽部则咽痛，甚或红肿，用乌梅白糖汤合三豆饮收敛相火补中平疏泄，加《伤寒论》之桔梗甘草汤治咽痛，金银花、西洋参清热降肺金补肺。

2012年1月8日来电：上方服2剂咽痛痊愈，昨日其子又出现扁桃体炎，嘱原方加紫花地丁10g，2剂。

之后患者未再联系，直至2012年8月7日，患者又来诊。言哮喘1年未发作，体重增加，身高亦增长许多，感冒亦减少。

刻诊：目眶暗，白睛赤，舌淡红，苔薄白，多汗，脉诊未记录。

处方：

（1）五味子10g　白果20g　　炙紫菀15g　炙款冬花15g
　　　炙甘草15g　杏仁15g　　生白术30g　党参30g
　　　茯苓30g　　焦三仙各10g　枸杞子15g　菟丝子15g

加水1500ml煮沸60分钟，日3服，14剂。

（2）培元固本散，6克/日，空腹冲服。

处方圆运动示意图：

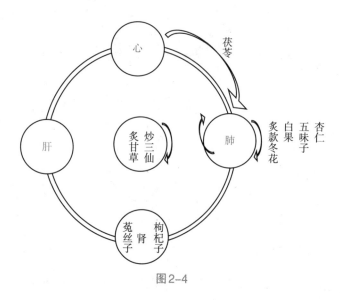

图2-4

交谈中，述及孩子求医治疗过程诸多不易，患者的父母家族中，有数位多个领域的西医名医。患者的母亲，曾经留学美国学医，但自己孩子的疾病，迭经误治，辗转转变为哮喘，久治无效。孩子的母亲，自知目前西医对此病治疗乏效，转而自学中医。并且到处寻求中医治疗，数年寻访多处治疗，因缘不具足，未能获效，仍对中医不失信心。此次得效，更加坚定学习中医的信心。

后来一位长沙的患者朋友反馈，言周某已痊愈，哮喘未再发作过。

按：本例哮喘，自幼反复罹患外感，迭经误治，致使正气先虚，肺肾不足，肺气不降，肾不纳气。肾为先天之本，脾胃为后天之本，中气虚，相火不能正常下降于水中，致肾中阳虚，中气虚则土生金不足，致肺金虚。

外感之症，发热最多，而见热即行清热解毒是最常见的误治，则如雪上加霜，伤肺胃之阳。肺之正气不足，致外邪内陷入肺则为哮喘。

内陷之邪，治当托邪外出，麻黄附子细辛汤，本为正治；但久病中气肾气虚，气无以外发；而久用之，亦犯虚虚之戒，戕代正气，仍属误治。

故先治以补脾土降肺金，兼补肾气为治，待其正气恢复，再行托透。

所以在整个的病机变化中，母病及子，子病及母。治法中亦应随节气之变化，选用相应治法。使整个人体圆运动复常，合于天道。

2.外感反复高热抽搐、手拘急形如鸡爪1例

柴某，男，11岁，濮阳人，2013年8月14日就诊于濮阳。

病史：患者经常咽痛，反复发热，1个月数次，此次高热1周不退，有时手抽搐拘急如鸡爪，输液等诸法不效。

刻诊：目眶下青，舌淡，苔白腻，脉浮数。

处方：

乌梅30g	炮附子10g	干姜30g	炙甘草30g

党参30g   炒白术30g   茯苓30g   白芍10g

生姜30g   木瓜20g

加水煮90分钟，日3服，7剂。

处方圆运动示意图：

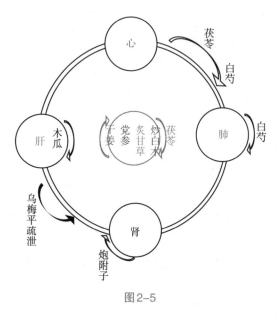

图2-5

2013年8月19日，患者家长来电，告知服1剂药后热退，现在外地游玩。

2013年8月28日二诊，患者又发热来诊，守方去木瓜，14剂。

2013年9月3日，孩子又洗澡后受凉，低热，头痛，诊之脉浮紧。

处方：

生麻黄10g   杏仁15g   炙甘草15g   桂枝15g

砂仁10g   炒白术15g   党参30g   知母10g

乌梅30g   生姜30g

武火煎煮10分钟，顿服之，3剂。

处方圆运动示意图：

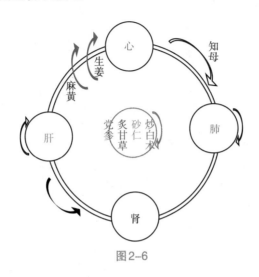

图2-6

2013年9月5日，孩子父母来告，服2剂热退症痊。

2013年9月19日，复诊，服8月28日方至今已能正常上学，面色转红润，目下暗减。昨日又外感发热，咽痛，刻诊，无汗，舌淡红苔腻，脉左右寸关浮紧，尺弱。

处方：

生麻黄10g	杏仁10g	炙甘草15g	桂枝10g
茯苓10g	知母10g	炒白术15g	党参30g
菊花6g	乌梅30g		

3剂。

后服附子理中丸半月。

按：此例外感发热反复，且易罹患外感，缠绵难愈，实是患者之前外感失治误治，发热即打针输液退热，高热时用抗生素甚或激素治疗，耗伤元气，导致中气、元气虚或下焦少阴阳虚，且患者高热时手拘急如鸡爪，是肝木化风之象。

处方圆运动示意图：

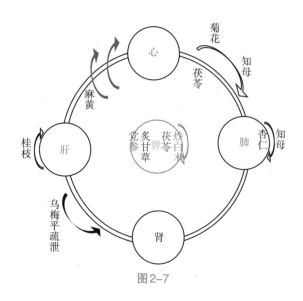

图2-7

外感是表证，误治致使中气虚、少阴阳虚，引起荣卫气弱，再次感寒则易引发相火外越，高热难退，外愈热，则内愈寒；故本例治法先用附子理中汤培补中气和下焦阳气，用乌梅收敛相火之外泄；时值末伏与立秋前后，值四气太阴湿土，用茯苓降伏相火，运化中焦，用少量白芍敛降肺金收敛相火；木瓜舒筋治手拘急，生姜发散表邪。

患者服1剂即热退。

之后患者又罹患外感，用麻黄汤疏散卫气，加斡旋中气，收敛相火，2剂而愈。

3.咳甚甚至呕哕，外感咳嗽误治1例

罗某，女，12岁，北京人，2010年11月17日就诊。

咳嗽2周，曾服清热解毒剂不效，又曾服大剂温阳剂，炮附子量至60g，服2剂仍不效。

11月17日来诊：无痰，咳嗽，甚至于呕哕，面色萎黄，舌淡白腻，无汗，脉虚数，寸关浮，右寸浮紧。感寒引起。

处方：

党参30g	生白术15g	干姜10g	砂仁10g
姜半夏20g	炙款冬花15g	炙紫菀10g	杏仁15g
生麻黄10g	白果20g	代赭石30g	生姜30g
五味子10g	阿胶10g		

加水煮沸30分钟，日3服，3剂。

处方圆运动示意图：

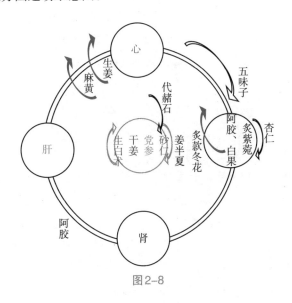

图2-8

当日服3次，呕止，咳减，出清涕。

2010年11月20日来电：已有痰，尚有咳，嘱原方加芦根30g，桔梗10g，乌梅20g。

按：患者本是外感咳嗽，误用清热解毒之寒凉药致伤脾肺之阳，中气虚。肺金虚故不能降敛，反又服大剂量炮附子辛热发散，矫枉过正，寒热两极，故无效。

中医治病乃是治之使得其中道，剂量以恰中病机为妙，不可矫枉过正。如开车掌握方向，不能左右过度，用药之量亦如之。一个极端变为另一个极端，破坏之力甚大。曾见一病家某处求医所用之方，先服寒凉剂不效，转而他处用热药，量皆极大，服后牙齿皆落，患者痛苦不堪。

中气虚而不运，胃气不降致呕哕。胃为诸经降之门，胃降肺即能降，故治宜先补中降胃。故以理中汤温补运旋中气，代赭石重镇降胃气。

患者无汗，脉虚数，寸关浮，病仍在表之荣卫。麻黄、杏仁、紫菀、款冬花宣降肺气止咳，麻黄亦开散卫气，白果、五味子、阿胶以敛降肺金，使肺宣降之圆运动复常。

4.水肿缘于外感误治1例

杨某，男，68岁，河南滑县人，2013年4月30日就诊。

病史：2013年1月13日外感咳嗽至2月初，输液3日，后发现足胫肿，面目虚浮，赴开封服中药14剂至今。足胫肿加重，又另求一医处方1剂乏效。

刻诊：脘胀，纳可，小便余沥，下体肿痒，足胫肿，喷嚏，面目虚浮。舌质淡白；脉右寸浮紧，左寸浮，弱于右。

诊为表邪未解误治伤及太阴、少阴。

处方：

生麻黄15g（后下）	炮附子30g	细辛30g	茯苓30g
干姜30g	炙甘草30g	枸杞子30g	生黄芪90g

生姜30g　　　　　大枣12枚

先煎附子、干姜60分钟，纳余药30分钟，后10分钟下麻黄，日3服，3剂。

处方圆运动示意图：

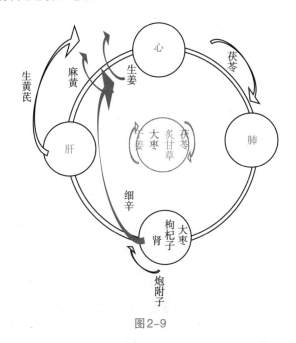

图2-9

2013年5月4日来电：昨日已服完3剂药，周身浮肿已消，面虚浮已退，下体肿痒已痊，余症均退。

2013年5月27日，患者又饮酒，食辛辣，加之外感，出现身痒。刻诊：身痒，舌淡紫，脉右浮紧而弱，左关浮弦而紧，尺弱。处方：

生麻黄10g（后下）　桂枝30g　　杏仁15g　　炙甘草30g

生黄芪90g　　　炮附子30g　　干姜30g　　红参20g

葫芦巴30g　　　茯苓30g　　　炒白术30g　　生姜30g

大枣12枚

加水2000ml煮沸90分钟，日3服，7剂。

处方圆运动示意图：

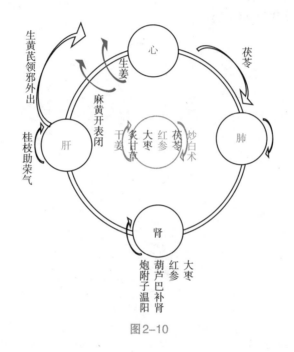

图2-10

2013年6月4日来电：7剂药已服完，痒退，嘱原方去麻黄加泽泻30g，煮法同前，7剂。

按：此例乃是外感误治而发水肿。初病本是感冒风寒，荣卫不和，病在太阳之表。及肺之表，故咳；属桂枝汤证或麻黄汤证。

本不须单独治咳，而行输液用抗生素治疗咳嗽，致表邪内陷入太阴肺，致肺气宣降失司；肺主上焦如雾，肺气不宣，太阳闭塞，在表病皮水而浮肿。表邪亦陷入于少阴，少阴肾主水，致下体湿痒，足胫肿。再发展下去，整个水的气化失司，就会成为肾炎。

故用麻黄附子细辛汤托透发汗，四逆汤温少阴阳气，使肾气蒸化，3剂而愈。

后来患者又外感发身痒，脉浮紧而弱，中气已虚又罹感寒，荣卫不和则身痒，卫气闭敛，荣气凝结，故用麻黄汤解表，患者脉弱中气已虚，故以四逆汤补坎中之阳，以助坎阳养荣气，荣气源于肝木、肾阳，命火足则荣气自足；加之以红参、茯苓、白术培补中气，温运中焦，7剂身痒瘥，嘱去麻黄加泽泻而温阳利湿。

2015年3月19日，患者来诊，因春节前外感，又输液治疗，复致全身浮肿。久治不效。春节后为其处麻黄附子细辛汤3剂，肿退后又服数剂，汗出外感，多汗乏力，停药后又浮肿。刻诊：脉浮。

处方：

（1）生黄芪120g　　防己15g　　白术20g　　茯苓30g

　　　车前子30g　　菟丝子30g　　熟地30g　　山茱萸30g

　　　炮附子10g　　炮姜20g

加水2000ml煮沸90分钟，日3服，七剂。

（2）金匮肾气丸

2015年4月3日来电：服上药7剂瘥，嘱服肾气丸巩固。

按：患者年事已高，肾气不足，又因反复误治，致使肾气更弱，无力温化水湿，用《金匮要略》防己黄芪汤益气、运中、利水渗湿，7剂而愈，后用肾气丸巩固肾气。

外感输液即发水肿，却还屡次作出错误决择；可见当今错误的医疗观念何其根深蒂固！对至轻至微的感冒尚且不能有正确的认知，可见对重大疾病的认知更盲目！有些人的认知处于暧昧的状态，"撞了南墙不回头"，同样的错误能犯多次，至死不休！悲夫？有些人知道反思，一次吃亏，再不犯错！所谓"困而知之"。有些人看到别人的悲剧，自己就不去重蹈覆辙，是谓"学而知之"。医治有缘人！愿天下有缘无缘的患者，都智慧俱足，都能得到正确的治疗！

5.紫癜性肾炎、肾病综合征、外感误治表邪内陷少阴1例

杨某，男，11岁，河南内黄人，2013年11月13日就诊于濮阳。

病史：数月前西医检查诊为紫癜性肾炎，在郑州某医院用激素治疗两月余，乏效；西医检查指标无下降，出院后仍口服激素药；西医诊为肾病综合征；尿潜血（++），红细胞高，24小时尿总蛋白522.76mg。

处方圆运动示意图：

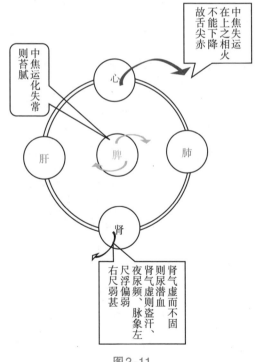

图2-11

刻诊：激素面容，全身虚浮，盗汗，夜尿频，面色灰白，目下黯，舌尖赤，苔腻，脉浮数虚，左尺浮偏弱，右尺弱甚。

诊为元气虚，肾气不固。

处方：

炮附子10g　炙甘草10g　砂仁20g（米姜汁炒）　黄柏炭10g

菟丝子30g　山茱萸45g　生龙牡各30g　磁石30g

红参20g　补骨脂15g　茜草炭15g　炮姜10g

加水2000ml煮沸90分钟，余4两，日3服，14剂。

处方圆运动示意图：

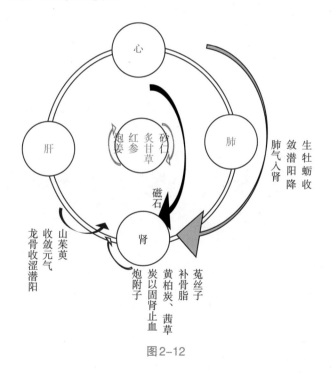

图2-12

按：正值冬季，脉当沉石，尺脉应沉，反浮数虚，是元气虚而不能固藏；数脉一般主热，亦主正虚，若元气虚不能收摄时，脉必无力，元气愈虚，脉动愈数。皮下出血点，亦是元气、中气虚，脾不统血、肾不固藏，故治以小剂量救心汤温阳纳气。

2013年12月5日复诊，期间服上药14剂后，电话反馈嘱守方1周。今日来诊，服上药20剂，盗汗止，足膝转温，激素由9片减为5片，西医检查尿蛋白，白细胞已正常，尿潜血（+）。刻诊：激素面容，纳可，夜尿由3~4次减为1次；服上药后大便溏，刻正常，舌质紫，苔腻厚，脉虚数减，右关尺已沉，左关尺尚弱，两寸上浮。

此次来诊患者的奶奶陪同一起前来。其奶奶在医院中药房工作至退休。初服一诊方中药时，看到方剂一派温热，不敢让孩子服用，但又苦于无有它法，乃亲自煎药，一勺一勺的试服，提心吊胆服完1剂，发现并没有出现自己预测的不良反应，慢慢才放心服用。看到孩子的检查结果明显好转，一定要求陪同一起来看诊，以解心中疑惑；问我为何出血性的紫癜，不用清热止血，反用温热？而病情却明显好转，是何缘故？

处方：守方改炮附子15g、炮姜15g、补骨脂30g，煮法同前，30剂。

2013年12月29日三诊，已停激素半月，无不适，脉已沉，有力，右尺弱。

处方：

炮附子20g	炙甘草15g	砂仁20g（姜汁炒）	黄柏炭10g
菟丝子30g	山茱萸45g	生龙牡各30g	磁石30g
红参20g	补骨脂30g	茜草炭20g	炮姜15g

加水2500ml煮沸2个小时，日3服，30剂。

2014年1月24日，患者又来诊，激素面容渐消，大便日一二行，面色转黄，夜溲现已正常，脉已沉缓，右寸偏上浮，尺弱。

处方：

（1）服用右归丸、左归丸1个月。

（2）培元固本散6g/日，2个月。

2014年3月30日，患者来诊，面色转润，舌淡红，目黯几消，西医检查尿潜血（＋），脉左尺偏弱，右尺偏紧。

按：经过长时间的温补下元，固摄肾气，正气已复，真正的病邪之征才显现出来，脉现紧象，是寒邪伤及少阴肾之证，故用麻黄附子细辛汤透邪外出，现代医学检查仍有尿潜血（＋），仍需固肾止血。

处方：

生麻黄10g	炮附子20g	细辛30g	茜草炭20g
白茅根45g	菟丝子30g	补骨脂30g	姜炭20g
炙甘草15g			

加水煎90分钟，日3服，7剂。

处方圆运动示意图：

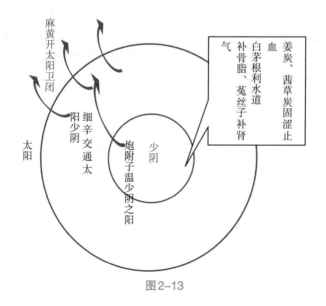

图2-13

患者7日后来电，查尿潜血已无，痊。

按：本例肾病综合征，乃是表邪内陷入于少阴，此肾病综合征、紫癜性肾炎皆因外感病误治。致表邪内陷，实属人造疾病。

治疗先以培补元气，用温热以救寒凉，纠正误治之弊，服药近4个月。"邪之来路即是邪之出路"，恰逢患者外感来诊，用麻黄附子细辛汤托透发散，服药7剂查尿已无潜血，诸症消失而愈。

6.过敏性紫癜，外感误治1例

何某，女，24岁，河北保定人。2012年12月18日就诊于北京。患者过敏性紫癜2月余，对海鲜过敏，多发紫癜，尿白细胞（＋），尿隐血（＋＋），尿蛋白（＋），西医诊为肾炎，患者保守治疗至今，治疗以来未服过西药；曾服黄葵胶囊，金水宝胶囊乏效。曾延一医，治以清热利湿为主，方用清热凉血利湿之品乏效。

刻诊：耳鸣，小便频，便溏，下肢凉，胸闷，痛。舌淡红，脉左尺浮紧，左寸紧，上浮，右脉沉紧数，尺弱甚。

诊为丙火不藏，少阴寒。

处方：

炮附子30g	炮姜23g	炙甘草60g	黑豆30g
山茱萸60g	生龙牡各30g	乌梅30g	菟丝子30g
西洋参须30g	生半夏30g	茜草炭15g	

加水1500ml文火煮沸90分钟，日3服，21剂。

按：脉左寸紧而上浮，左寸为心与小肠脉诊之部位，小肠丙火升，心丁火降，在浮部仍上浮，故为小肠丙火不藏之象，脉尺弱甚可知肾气虚，肾气虚不能固藏，相火不收外燔，在血分表现为皮肤有出血，即为紫癜。此为虚火，当收敛固藏之而不能清热。

处方圆运动示意图：

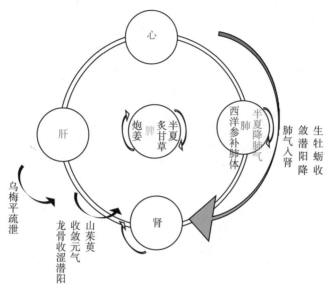

图2-14

2012年12月26日来电：忽然紫癜起多，不敢继续服药，嘱用地榆炭、茜草炭各20g，煎煮分3服，2日后加地榆炭20g于前方中。

2013年1月7日来电：服上药至今日，已基本不发紫癜，精神体力大增。

2013年1月13日，服上药21剂，紫癜几愈，偶起一小片，色浅，刻诊：浑身痛、乏力已痊，脉沉有力，搏，尺偏弱。

处方：

炮附子15g	炮姜23g	炙甘草30g	西洋参须30g
山茱萸60g	生龙牡各30g	女贞子30g	石决明30g
青葙子15g	生半夏30g	地榆炭20g	茜草炭20g

煮法同前，21剂。

处方圆运动示意图：

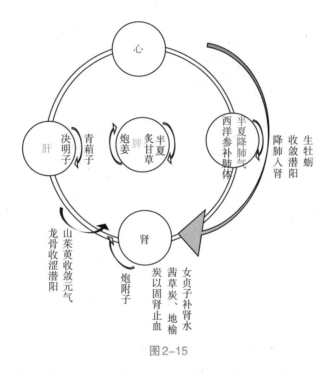

图2-15

2013年6月25日来电：复查各项指标已正常，紫癜愈。

按：患者小便频，耳鸣，便溏，脉左尺浮紧、左寸紧而上浮，右脉沉紧数、尺弱甚。左寸候心与小肠，脉症合参，诊为少阴寒，小肠丙火不藏。值冬季，大气闭藏；用四逆汤温阳，山茱萸、龙骨、牡蛎收敛元气，菟丝子、黑豆补肾，地榆炭、茜草炭止血，西洋参补肺体，半夏降肺胆胃经，乌梅平疏泄，则丙火降敛，营血归藏。二诊脉已沉而有力，搏指，故减炮附子为15g，加女贞子滋补肾阴，二者同用阳以化阴，化生元气，加石决明、青葙子以平肝，21剂而愈。

7.肾炎，少阴阳虚表邪内陷1例

唐某，女，40岁，河南濮阳人。2014年3月22日初诊。

患者2005年曾发热38℃~39℃2年，诊为肾炎，激素治疗5~6年，多处寻求中西医治疗乏效。化验检查血沉升高，蛋白尿（+++）1年余，头晕3个月。刻诊：头晕，全身乏力，面色苍黄晦暗，眼干，唇白，舌胖有齿痕，脉迟沉紧。

诊为少阴阳虚，外邪内陷。

处方：

红参30g	生黄芪120g	砂仁15g（后下）	炮附子15g
炮姜20g	炙甘草15g	肉苁蓉30g	巴戟天30g
茯苓60g	生姜30g		

处方圆运动示意图：

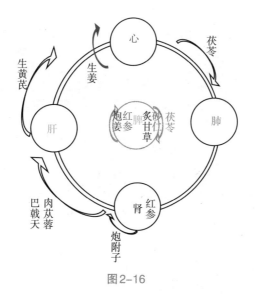

图2-16

煮90分钟，余6两，日3服，14剂。

等待时机用托透发散法。

按：少阴病寒的来路之一是因外感寒邪，寒邪伤表，发热恶寒，若治疗失当，过用寒凉之药清热或用抗生素类西药治疗，伤及中阳，渐及少阴，即是肾炎之病因，治仍以麻黄附子细辛汤托透里邪，但患者久病及肾，正气已虚，当急补固正气为先。值春分前后，阳气生发，《内经》言"春日浮，如鱼之游在波"，反脉沉紧迟，肝肾因寒而不升，阳气升发不足不能上达，头晕乏力眼干，故用大量黄芪补气、升发阳气，四逆加人参汤温少阴寒，肉苁蓉、巴戟天补肝肾之阳，砂仁温运中焦，茯苓利湿。

2014年4月10日来电：服上药后已不晕，力增。

2014年4月11日患者来诊：头晕已减，值经期反复，脉紧稍缓，寸仍弱，舌胖有齿痕，面色仍萎黄。

处方：

生黄芪120g	红参30g	茯苓45g	砂仁10g
炮附子20g	炮姜30g	炙甘草15g	肉苁蓉30g
巴戟天30g	菟丝子30g		

加水2000ml煮沸90分钟，日3服，14剂。

2014年5月2日三诊，患者述头晕已痊，刻诊，面色仍萎黄，唇色白，脉缓弱。

嘱：守4月11日方21剂。

2014年5月17日四诊，患者已无头晕，面色好转，因有上火症状停药。上药余6剂未服，嘱加麦冬15g，五味子30g。

按：有上火症状，木火气足，属于阴证转阳。而肺金不能降敛，故用麦门冬、五味子敛降肺金。

2014年5月23日，五诊服上药6剂后上火症状痊，目已不干，舌淡紫，有齿痕，脉浮，尺弱。

处方：

红参30g	炮附子15g	炮姜15g	炙甘草15g
山茱萸30g	巴戟天30g	肉苁蓉30g	菟丝子30g
补骨脂30g	熟地30g		

加水2000ml文火煮沸90分钟，日3服，21剂。

按：脉已浮，尺弱，故去黄芪，加熟地滋肾阴。

2014年5月29日，患者咳嗽，咽痒，脉沉弱，偏紧。

处方：

红参30g	炮附子15g	炮姜15g	炙甘草15g
山茱萸30g	巴戟天30g	肉苁蓉30g	菟丝子30g
补骨脂30g	熟地30g	麻黄10g（3日）	

细辛10g（3日） 乌梅30

处方圆运动示意图：

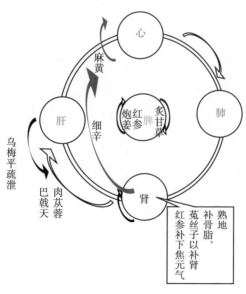

图2-17

煮法同前，后10分钟下麻黄、细辛，21剂。前3日用麻黄、细辛，后18剂去掉。

按：经过月余培补正气，近日受寒引发咳嗽，恰是宣发之机，故原方中加麻黄、细辛托之令邪外出。

2014年6月25日，患者前几日腹泻后头晕又作，舌淡白，水滑，脉弱尺甚。

处方：

生黄芪90g	红参20g	茯苓30g	炮姜15g
炙甘草15g	怀山药30g	泽泻30g	山茱萸45g
熟地30g	菟丝子30g	肉桂3g	

煮沸60分钟，日3服，30剂。

2014年6月28日嘱加炒白术30g，培元固本散6g/日。

2014年7月31日，患者服药已无头晕，蛋白尿已消。

4日前外出旅游，受寒感冒，自服银翘解毒片，刻咳，脉数弱，舌淡胖。

处方：

生麻黄10g	杏仁15g	细辛20g	炙甘草20g
炮姜20g	党参30g	茯苓30g	生半夏30g
炮附子10g	生姜30g	大枣12枚	

煮60分钟，日3服，3剂。

按：外感不明病因病机，自服清热解毒药，是现在多数人所犯之弊，误用寒凉伤阳，致使表邪内陷，本来是轻微风寒外感，却造成肾炎之类的严重后果。再次外感后仍不假思索直接用银翘片、风热感冒颗粒等自购中成药治疗，不能"吃一堑长一智"，重复走错路，或可导致病情反复难愈。

"不知常，妄作凶"。奉劝有缘人，在不具有医疗知识的情况下，还是不要自己盲目服药。千万不要认为服药总胜似不服药。

8.外感后哮喘1例

姜某，女，10岁，黑龙江人，2013年10月14日初诊于北京。

患者自2岁外感后，发哮喘，每交替换季，则发作五六次，曾多次就医，效果不佳。刻诊：面色萎黄，两寸紧细，舌淡。

诊为太阳太阴同病。

处方：

生麻黄10g（后下） 杏仁15g 炙甘草30g 生半夏30g

五味子15g 炙紫菀15g 炙款冬花15g 白果20g

炮附子23g 细辛15g（后下）生姜30g 枸杞子30g

补骨脂30g 菟丝子30g

加水2500ml文火煮沸90分钟，余6两，日3服，21剂。

处方圆运动示意图：

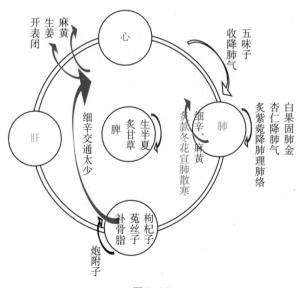

图2-18

2013年11月14日来电：服后1个月未感冒，哮喘未作，体力增加，嘱守方2日一剂，14剂。

按：表邪未解，寒邪伏于肺，影响肺之降机，即发为咳嗽经久不愈，甚或为哮喘。换季发病，肺主治节，肺虚则治节之令不行不能与整个大气圆运动相合，故季交发病。脉症合参，脉两寸紧细，病仍在表故仍发表为治；寒邪伏于肺，故麻黄附子细辛汤温肺宣肺解表，使寒邪由里出表，肺之宣降复常。

9.荣气不敛反复发热，须辨内外之因1例

王某，男，72岁，河南濮阳油田，2017年4月23日诊。

低热5年余，自2003年口糜后出现，近6~7年服强的松治疗至今，刻诊：面多褐斑，两颧浮赤，乏力，眠差，瘙痒半月，舌质淡胖，中剥，脉弦枯，两寸脉弦硬，尺弱。

按：面色两颧浮赤，阳气不能下潜，阳入于阴则寐，阳出于阴则寤，阳气不能下潜则眠差；脉弦枯，尺弱，两寸脉弦硬，一派阴虚之象，阴虚不能涵阳则现诸症。

处方：

五味子30g	生半夏30g	白果20g	炒白术20g
砂仁10g	怀牛膝30g	茯苓30g	龟板20g
炙甘草30g	炮附子15g	红参30g	熟地30g
乌梅30g			

加水2000ml煮沸90分钟，日3服，冷服，21剂。

处方圆运动示意图：

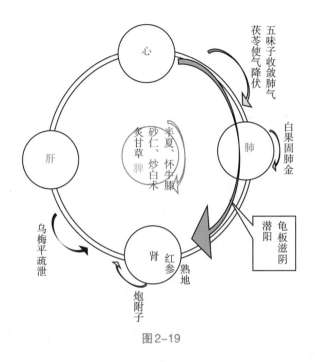

图 2-19

2017年7月2日，因调理身体面诊，告知服前方数剂，热除。服完21剂停药。

按：此例反复发热，肺肾阴虚，肾水虚不能敛藏相火，致相火外越，发为口靡，颧浮赤。相火在上需经金气之敛降才能下降入水中，故用五味子、白果、茯苓收敛肺金；中气如"轴"，胃为诸经降之官，故用半夏、砂仁、炒白术、茯苓补中气，旋降中焦，怀牛膝能通降阳明直入肝肾，同用使相火下降的道路通畅；配合潜阳丹滋阴潜阳，使阳气得潜，熟地补肾水，乌梅收敛相火之疏泄。

此例发低热为病属内伤，须与外感之荣卫郁热区分开来，故列于此。

10. 严重心律失常、欲装起搏器、表邪内陷少阴1例

蒋某，男，11岁，2010年11月15日就诊于北京。

自4岁起心律不齐，心率29~40次/分钟，西医检查左室内径增大；北京某医院告知随时有心脏停跳之可能，建议装起搏器，不然随时有生命危险。其家人一时不知所措，寻求中医治疗。

刻下，时心慌，眼前发黑。

问之病史，诉4岁前心率均正常；问知4岁前时常外感，即用抗生素治疗不计多少次。

诊其脉，脉结，迟，40次/分钟，参伍不调。右脉大于左。左三部不能满部。发育正常，体态虚胖；面黄，唇紫，舌胖紫。

按：《伤寒论》言：伤寒，脉结代，心动悸，炙甘草汤主之。寒伤及少阴心出现脉结、迟，唇紫，舌胖紫。

处方：

桂枝30g	炙甘草45g	干姜30g	麦冬30g
火麻仁30g	熟地60g	高丽参23g（另炖）	阿胶10g
制附片23g	怀山药30g	大枣30枚	黄酒2两

加水2000ml文火煮取6两，日3服，7剂。

2010年11月22日来电，服5剂，已无眼前发黑症状。

2010年11月30日来电，已服12剂，仍日有心慌。

2010年12月5日二诊，已服17剂，心悸目眩眼前发黑等症状好转，已有5日无心慌症状。心率有时升高至50次/分钟，悸眩止。脉已无结代。

处方圆运动示意图：

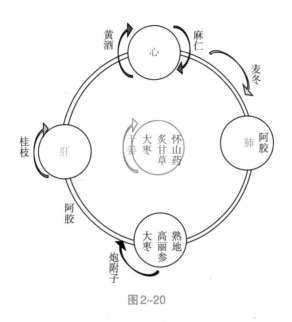

图2-20

守方7剂。另加服培元固本散。

2011年3月5日面诊：自春节停药至今。诸症未作。脉缓和。40次/分钟。其父母言平时心率近50次/分钟。面色、唇舌已红润。

炮附子30g	桂枝45g	赤芍30g	红花15g
生黄芪90g	石菖蒲15g	红参23g	

7剂

煮法同前。

2011年3月20日，前方已服7剂，心率时有50次/分钟以上。面色红润。长高了许多。

嘱稍事锻炼。

守方加丹参45g，山茱萸30g。

7剂

服7剂后，停药。

处方圆运动示意图：

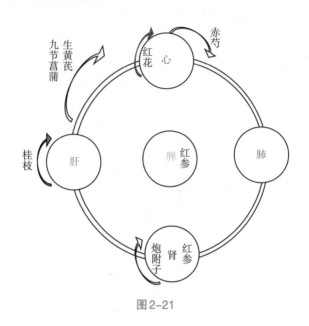

图2-21

2012年春，其父诉，孩子学习生活均正常。

按：此例严重心律失常，即是外感误治，致表邪内陷少阴心经。寒主收引，致血脉凝滞。以炙甘草汤加炮附子温补温通之。

很多的心脏病，是由于寒邪入心脉所致，可以致冠心病、心肌梗死等。

11.外感咳嗽发热不可轻用石膏1例

2012年4月20日22∶12短信："张医生您好，再打扰您一下，以上这方治咳嗽痰多行吗？我儿咳得真厉害，每隔10分钟就咳一次，现在还低烧，舌苔白黄厚腻。"

炮附子 15g	干姜 10g	炙甘草 30g	生麻黄 5g
细辛 10g	生晒参 15g	生半夏 30g	茯苓 30g
杏仁 15g	大枣 5g	乌梅 18g	桂枝 15g
赤芍 45g	生石膏 125g		

当时我在山西，收到此信后，虽未面诊，但感觉方中生石膏如此之重，恐服后变生它症；便详问症状，知其广东廉江人，子4岁，外感风寒，发热咳嗽数日，照抄某大夫一个处方；此位妈妈也恐生石膏量重，故电话垂询。问询中知其多方求医，甚是艰辛不易。于是电话中为其建议一方。

2012年4月21日15：54短信："张医生您好，昨晚喝1剂您开的方：

生半夏 30g	五味子 10g	炙紫菀 10g	炙款冬花 10g
白果 20g	生麻黄 5g	细辛 3g	生晒参 15g
生姜 30g	乌梅 30g	生白术 15g	炙甘草 15g

处方圆运动示意图：

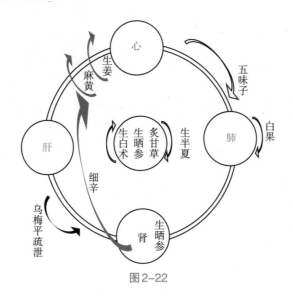

图2-22

我儿今天早晨已退烧，但咳嗽痰多了，没有明显改善。是否要改方，睡觉有汗，痰声很响。出汗后即咳，连咳。"

2012年4月23日16：37短信：

张医生，您好，按您上次开的药方：

生半夏30g	五味子10g	炙紫菀10g	炙款冬花10g
杏仁10g	白果20g	生麻黄5g	细辛3g
生晒参15g	生姜30g	乌梅30g	生白术15g
干姜10g	炙甘草15g	鲜竹沥3支	

昨天煲了1剂，喝后1小时入睡，咳嗽醒来呕吐了一些黏痰，呈淡黄色。睡后出很大汗珠，衣服湿了几件。能清楚听到喉咙有痰在响。感到乏力。

嘱去麻黄、生姜，加鲜竹沥3支。

2012年4月24日8：18短信：

张医生，昨天下午小儿喝了半碗去麻黄和生姜加鲜竹沥的药汁，昨晚入睡后，小儿出汗甚多，也弄湿几件衣服，没听见咳嗽。早晨起床后，打喷嚏，咳嗽，咳出一些稠黄痰，流浓黄鼻涕，舌苔厚白腻，怎么办？还是改方？他出生时头顶上就附带一小个淋巴结，耳朵上有两个淋巴结，病程2年，用抗生素太多。4岁，26斤，脸黄，黑瘦，手指也很黄。淋巴结肿大能治愈吗？之前也吃过有海马、白术的中药。

嘱再服几日。

2012年4月24日，张医生，您好，这2天我儿睡觉出很多汗，醒后就流鼻涕，且感觉他呼吸有点喘，睡觉打鼾，咳嗽减轻了、但痰还是很多。他2岁时有喘息病史，中药停喝？

嘱续服而愈。

按：过用寒凉之剂，有时虽能退热，但能损伤阳气，致脾阳虚不能消谷而纳差，或腹泻。外感症若不到阳明实热，不可轻用石膏，特别是春天生发的季节，更应该慎用肃降寒凉！

12.过敏性鼻炎、哮喘1例

周某，男，15岁，2015年3月12日于北京初诊。

过敏性鼻炎、哮喘12年，肺炎后引起。

刻诊：脉弱，舌红，多汗。

处方：

炙麻黄10g	杏仁15g	炙甘草20g	炙款冬花15g
炙紫菀20g	生半夏30g	五味子20g	白果20g
生黄芪90g	补骨脂30g	菟丝子30g	辛夷20g
炮附子10g			

加水1500ml煮沸70分钟，日3服，14剂。

处方圆运动示意图：

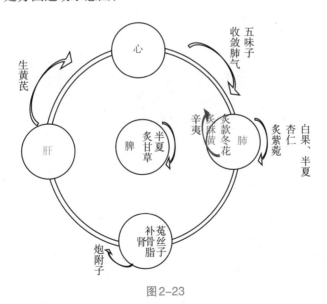

图2-23

2015年4月6日二诊，服上药半月，咳喘减，脉浮偏弱。

处方：

炙麻黄10g	杏仁15g	五味子20g	细辛20g
炮附子20g	炮姜20g	炙甘草20g	生半夏30g
生黄芪90g	补骨脂30g	菟丝子30g	枸杞子30g

加水煮沸90分钟，日3服，14剂。

处方圆运动示意图：

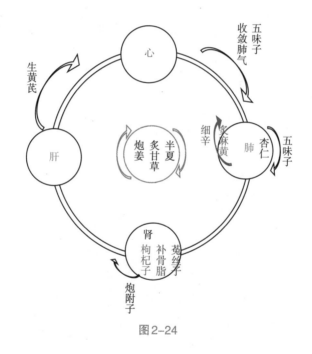

图2-24

2015年4月19日三诊，患者眉以上仍黯，面色渐明亮，舌淡红，鼻塞，有汗。

处方：

| 五味子15g | 细辛20g | 辛夷20g | 白芷20g (后下) |
| 苍耳子10g | 炙麻黄6g (后下) | 生半夏20g | 白果20g |

干姜20g   桂枝15g   红参20g   炒白术30g

炙甘草30g   巴戟天30g   赤芍20g   炮附子20g

加水2000ml煮沸90分钟，日3服，14剂。

处方圆运动示意图：

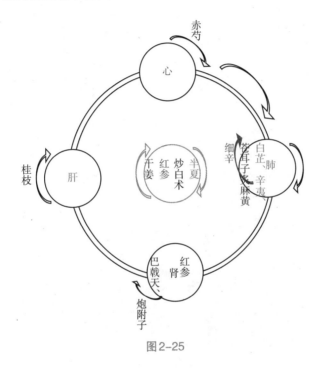

图2-25

按：《内经·素问》言：心肺有病而鼻为之不利也。过敏性鼻炎、哮喘皆属于肺系疾病。患者在肺炎后得此病，伏寒在肺，遇寒发作为过敏性鼻炎，且患者肺肾已虚，卫外不固，故多汗，治以宣降肺金，温补肾气。且患者整体脉弱，中气已虚，大剂黄芪以补气。

二诊喘已减，肺气稍复，仍宣肺伏寒之邪加以培补肾气扶正；三诊患者气色好转，仍鼻塞，值春季，诸辛散通窍之药皆入肝木，木化火，加之敛降肺金，以复心肺浮降之圆。

13.50年头痛痼疾，寒邪深伏太阳经1例

党某，男，56岁，福建福州人，2014年4月12日就诊于濮阳。

患者自6~7岁头痛至今，1998年后加重，中西医迭治乏效，外感遇冷加重。刻诊：头部脑后无汗，太阳经循行部位无汗，面色暗紫，唇紫，舌质淡红，苔腻，脉沉紧迟细，两尺沉紧，右关及上下浮细如刃。

诊为阴邪窃居阳位。病虽多年，仍有太阳表证。

按：寒邪伤太阳经之头部循行部位，经久不去留为伏寒，脉紧细如刃。

处方圆运动示意图：

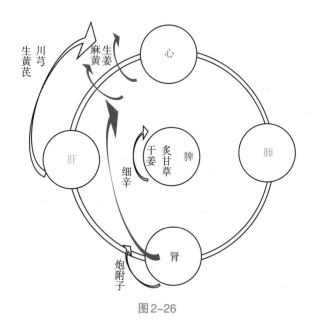

图2-26

处方：

生麻黄15g	炮附子30g（先煎）	干姜30g（先煎）
炙甘草30g（先煎）	川芎30g	生黄芪120g
细辛30g	生姜30g	

加水2500ml，先煎炮附子等3味药90分钟，纳诸药，煎10分钟，日3服，3剂。

患者3剂后告知，头痛大减。

1年后随访。知痊。

按：原病因已不可考，但据脉症推理断为外感风寒失治误治，陈寒痼冷伏于头部太阳经络，阴邪窃居阳位，以致多年顽固头痛。川芎能使阳气上达头部，配合大剂量黄芪使阳气上达头部。

《本草经》言细辛味辛温，主咳逆，头痛，脑动，百节拘挛，风湿，痹痛，死肌，细辛能使深伏之寒邪由里而出。

本例有太阳表证，用四逆汤温里阳，麻黄附子细辛汤扶阳解表，托邪透达于外，故3剂得效。

14.心肌炎，外感失治1例

张某，男，36岁，濮阳县鲁河乡人，2015年7月19日就诊于濮阳。

患者患心肌炎数年，心慌，胸闷，气短，甚则昏厥。

刻诊：面目浮赤，唇淡紫，舌胖淡，白厚腻，低热，六脉浮数，右寸浮大。

处方：

五味子20g	生半夏30g	砂仁10g	炒白术30g
茯苓30g	炮姜30g	炙甘草30g	生龙牡各30g

磁石30g   乌梅30g   红参30g   炮附子30g

加水2500ml煮沸2小时，日3服，30剂。

按：此例心肌炎患者元气大虚，肺金不收，致火不归位，浮散在外，中气亦虚，不能斡旋，元气愈虚脉愈数。值伏天前后，大气中相火开始下降，治则顺应时节，用平剂量救心汤补敛元气，五味子敛降肺金，半夏、砂仁降运中焦，炒白术、茯苓补土伏火，乌梅收敛相火，使元气能收敛，相火下降，元气自然慢慢充养，中气自足。

患者气虚，为何不用黄芪补气？生黄芪味甘微温，大剂量的黄芪可以补气使气提升，患者脉浮数，明是不收敛之象，当先固金气，使气不外散，才可补气。

15. 咳嗽3年，慢性支气管炎1例

于某，女，40岁，河南开封人，2012年1月19日来诊于濮阳。

患者咳嗽，纳凉则加重，遇冷或过劳亦加重，自幼畏寒，常服中药治疗，西医诊断为支气管炎。

刻诊：肢厥如冰，舌淡紫，胖，脉左寸浮紧，余弱。

处方：

桂枝30g（后下）   生麻黄10g（后下）   杏仁15g   生半夏30g

白果20g   细辛15g（后下）   干姜30g   炒白术30g

茯苓30g   炮附子30g   生姜45g   大枣12枚

红参20g

加水2000ml煮沸2小时，后下余药再煮10分钟，日3服，3剂。

处方圆运动示意图：

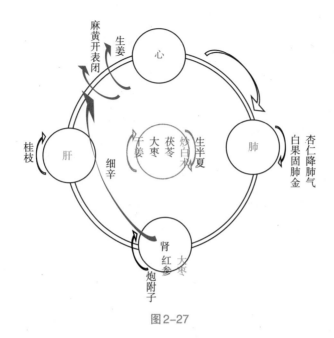

图2-27

嘱：若咳止，服右归丸、左归丸。

2012年4月7日，患者来电：服3剂药已不咳，共服8剂。在服左归丸、右归丸，自觉精神体力好转很多。

2012年10月21日，患者复诊，言服上药咳嗽已去，但过纳寒凉则咳嗽。刻诊：舌淡紫胖，肢厥，脉右寸弦细，关偏紧，尺散，左寸细，关缓，尺弱。值经期，延后，量少。

诊为中焦虚寒，肺寒。

处方：

（1）炒白术30g　　干姜30g　　　炙甘草15g　　茯苓30g

　　　丹参45g　　　砂仁10g　　　炮附子15g　　党参30g

　　　五味子15g

加水煎90分钟，日3服，14剂。

处方圆运动示意图：

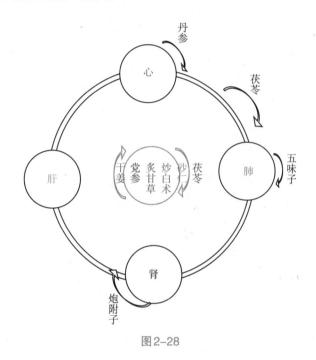

图2-28

（2）桂枝23g　　　生麻黄10g　　　杏仁15g　　　生半夏30g

白果20g　　　细辛15g　　　干姜15g　　　生姜30g

炮附子30g　　　炙甘草15g

先煎炮附子2个小时，入余味10分钟，7剂。

按：此例患者咳嗽遇寒加重，纳凉则咳，《伤寒论》中有言："问曰：曾为人所难，紧脉从何而来？师曰：假令亡汗、若吐，以肺里寒，故令脉紧也；假令咳者，坐饮冷水，故令脉紧也；假令下利，以胃虚冷，故令脉紧也"。

寒邪伏肺，中焦虚寒，故纳凉则咳。故治以温肺散寒，宣降肺气，培补中焦。

处方圆运动示意图：

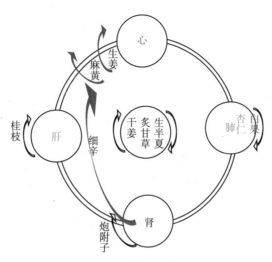

图2-29　处方圆运动示意图

16.鼻炎术后头痛，少阴本虚、精气不固，太阳伏寒1例

秦某，男，20岁，濮阳范县，2012年1月6日就诊于濮阳，恰值小寒节。

患者头痛3年，头枕部痛，项强几几；3年前患鼻炎，手术治疗。刻诊：遗精频繁，5~6日一次，舌胖淡有齿痕，脉浮紧细，纳凉则脘痛。

诊为太阳证未解，内陷入少阴。

处方：

（1）生麻黄15g（后下）　炮附子30g　　细辛30g（后下）
　　　红参30g　　　　　　白果20g　　　葛根90g

桂枝30g　　　　　　炙甘草30g

加水2500ml煮沸2小时，后下麻黄、细辛，3剂。

处方圆运动示意图：

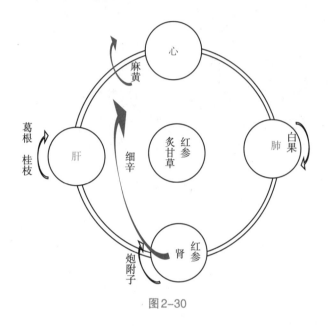

图2-30

（2）炒白术30g　　炮姜15g　　　炙甘草23g　　党参30g

　　　红参15g　　　诃子15g　　　山茱萸45g　　黄连1g

　　　莲子心1g（冲服）

加水1500ml煮沸60分钟，14剂。

后来患者未再联系，2012年7月2日来电，诸症已愈。

按：正气存内邪不可干，太阳少阴相为表里，精气虚，肾元不足则百病丛生。肾病、泌尿系疾病、肝炎等作为常见病症，此为罹患外感伏寒之深层原因，而精气不固多源于手淫恶习。男子当以固护精气为重中之重，精不走失，则能生己；元气慢慢充养，元气、中气足，许多轻浅疾病可自愈。

处方圆运动示意图：

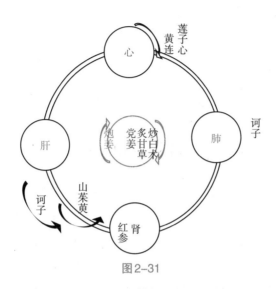

图2-31

患者头痛，有太阳经表证之症状，经久失治，少阴阳气已虚，故用麻黄、附子、细辛从里至外发表，葛根能解项背强，白果以收敛肺金、固涩精气。

方二以温补收敛为主，加黄连、莲子心散剂冲服以清心使之寡欲。

17.肾炎，表邪内陷少阴、过用温燥致相火妄动、遗精频繁1例

王某，男，29岁，山东人，2012年6月27日就诊于濮阳。

病史：患者2009年患肾炎，2010年至今一直服中药治疗，尿潜血一直未消，尿蛋白时有时无；方剂以真武汤、肉桂、附子为主。近日又服越婢汤、三仁汤、龙胆泻肝汤。

刻诊：时有腹泻，疲乏。尿潜血（+++），尿蛋白（+），遗精频繁，每月十次许。脉左尺濡而紧弱，右寸弦大紧，关缓，尺紧数。

舌胖黯，根腻，有齿痕。

处方：

（1）柏子仁30g　白芍30g　　　茯苓45g　　胡芦巴30g
　　　黄连1g　　莲子心1g（冲服）　炒白术30g　海金沙30g
　　　炙甘草30g　白茅根30g　　　制乳香10g　制没药10g
　　　益智仁30g　补骨脂30g　　　肉苁蓉30g　炮姜15g
　　　炮附子15g

加1500ml水文火煮80分钟，余6两，日3服，7剂。

（2）生麻黄10g　葛根60g　　　贯众30g　　赤芍15g
　　　白芍25g　　炙甘草30g　　菟丝子30g　枸杞子30g
　　　补骨脂30g　杏仁10g　　　生姜30g

加1500ml水煮沸60分钟，后下麻黄，3剂。

（3）培元固本散，3克/次，日3次。

服法：方一服7剂，方二服1剂，两方轮服。方三常服。

2012年7月29日，二诊：

前方服25剂，遗精已去，已半月未遗精。舌淡，尖赤，根腻。脉转润，两尺较前缓。近日情绪忧虑。西医检查多项指标尚不正常。

按：此例肾炎，脉诊两尺紧，左尺濡、弱、紧，右寸有紧象；诊为表邪内陷少阴。

方二降肺金与补肾，并且发散伏邪外出。

方一降肺金，收敛相火，补肾。

观其之前所服之药，皆属温燥，服用日久，致下焦阳气不能固藏，相火妄动而症见频繁遗精，出现左尺脉濡弱恐伤肾阴，故以固肾封藏为主，使精气得以保全，才有向愈之可能。治肾病第一要义，必固肾精，设若几个月无有遗精，则病不痊者鲜。若有20日有一次遗精，亦能慢慢好转。若犯房事必前功尽弃！

18.肾炎腿肿，表邪内陷少阴1例

张某，女，26岁，河南濮阳，2015年8月26日。

患者足胫肿1周，查见急性肾炎，尿隐血（++），尿蛋白（+++），建议肾穿刺未果。

出现该症状之前2周有外感，服西药2日，平时服叶酸亚铁片2个月，刻面白，虚浮，唇舌淡，脉左濡，右尺濡，右关寸浮紧。

诊为少阴阳虚，气化不利。

处方：

炮附子30g	茯苓60g	炒白术30g	赤芍30g
炮姜30g	肉桂10g	车前子30g	菟丝子30g
巴戟天30g	肉苁蓉20g	生姜45g	

加水2500ml煮沸2个小时，日3服，14剂。

按：脉左濡，右尺濡，可知湿浊在肾，《伤寒论》言，腰以下肿当利其小便，肾阳虚不能气化水湿，故现胫肿。处以真武汤加味以温阳利水。

2015年9月3日来电：服7剂足胫已不肿，西医检查指标未减，嘱原方加蒲黄炭15g，海金沙30g，黄柏炭30g，泽泻30g，7剂。

2015年9月9日，二诊：

服上方7剂，腹泻日4~5次，日行2次，唇色转红，面黄白，尺渐有力。

处方圆运动示意图：

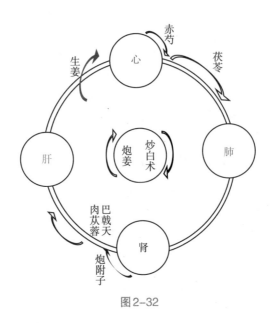

图2-32

处方：

炮附子30g	茯苓60g	赤芍30g	炮姜30g
肉桂10g	菟丝子30g	巴戟天30g	肉苁蓉20g
泽泻30g	生姜30g		

加水2500ml煮沸2小时，日3服，14剂。

2015年9月20日三诊，西医检查尿蛋白、尿隐血下降。刻诊：眠食佳，面色好转，舌淡，脉两尺已有。

（1）

炮附子20g	茯苓45g	赤芍15g	炮姜15g
红参30g	菟丝子30g	枸杞子30g	肉苁蓉30g
泽泻30g	山茱萸30g	砂仁10g	

加水煮沸2小时，日3服，14剂。

（2）固本散，每日6g，服用1个月。

2015年10月2日，四诊，患者昨日外感，头痛，咽痛。肾炎亦是外邪内陷而来，顺势托之。

处方：

生麻黄15g（后下）炮附子30g　　细辛30g　　生黄芪120g

炙甘草15g　　枸杞子30g　　菟丝子30g　乌梅30g

生姜30g　　　葱白4茎（后下）大枣12枚　核桃6枚（粉碎）

加水2000ml煮沸90分钟，日3服，3剂

处方圆运动示意图：

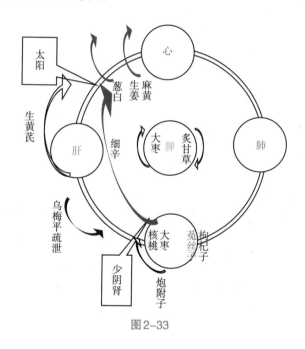

图2-33

按：《孙子兵法》言："昔之善战者，先为不可胜，以待敌之可胜。不可胜在己，可胜在敌。故善战者能为不可胜，不能使敌之必可胜；故曰：胜可知而不可为"。表邪内陷所致肾炎，理当用麻黄附子细辛汤托之，亦须待时而动，顺势而为；必待正气充足，内之伏邪外出，症亦似外感，顺势托之，则事半功

倍，可收全功。

此例肾炎，患者足胫水肿，是肾阳虚不能温化，膀胱气化失司，故治以温阳利水，兼培补肾气。历时月余，患者肾气渐渐充养，两尺有力，面色好转，眠食皆佳，正气已复。逢患者似有外感症状，此外感之症未必由感寒而来，也可由正气鼓寒邪于表所致，此为"以待敌之可胜"之机，故处麻黄附子细辛汤加葱白、大剂量黄芪以由里托表，兼枸杞子、菟丝子、核桃之鼓舞肾气。

3剂而病愈。

19. 外感后肺炎1例

张某，男，4岁，河南濮阳人，2014年11月8日就诊于濮阳。患者感冒后咳嗽半月，时有气喘，西医诊断为支气管肺炎，脉浮紧。

处方圆运动示意图：

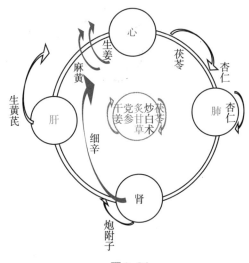

图2-34

处方：

生麻黄6g	杏仁10g	炙甘草10g	细辛3g
炮附子10g	干姜10g	炒白术10g	茯苓10g
党参30g	生黄芪30g	生姜30g	

加水煮沸60分钟，后10分钟下麻黄、细辛，日3服，3剂。

2014年11月16日二诊，患者服上药3剂，咳喘几去，又守方3剂，已痊。

刻诊：遗尿，面色青黄不泽，舌淡，脉寸浮。

处方：

生半夏15g	炒白术15g	党参30g	茯苓15g
炙甘草10g	砂仁6g	巴戟天15g	生姜20g
炮附子6g	石菖蒲6g		

加水1500ml煮沸60分钟，日3服，14剂。

处方圆运动示意图：

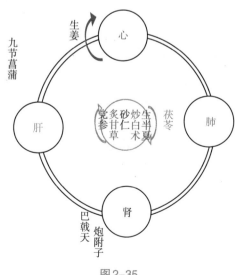

图2-35

2014年12月13日三诊，患者已无遗尿，下庭润，上中庭仍苍黄。守11月16日方14剂。

2014年12月28日四诊，患者纳佳，山根眶青，舌淡红，脉未记录。

处方：

生半夏15g	生白术15g	炮姜10g	炙甘草10g
党参30g	枸杞子15g	巴戟天15g	

加水500ml煮沸30分钟，日3服，14剂。

按：患者初起外感，失治致表邪入肺，脉浮紧，仍用发表，麻黄附子细辛汤加温补中气药，大量黄芪补气祛邪外出。

二诊时，患者遗尿，可知肾气不足；邪之所凑，其气必虚，亦为罹患肺炎的内因。治当补益后天脾胃与先天肾气，方义降运中焦，温补肾阳。

《神农本草经》言：菖蒲，能开心孔，补五脏，通九窍，明耳目，出音声。菖蒲开心孔，能使心主神明，心者，君主之官，心主明则肾司其职，遗尿自止。

四诊以培补中焦与下焦肾气善后，肾气、中气足，先后天自然运旋。

20.肺气肿、慢性支气管炎，表邪内陷、太阴寒湿、少阴虚惫1例

时某，男，63岁，河南濮阳，业医，2010年11月21日就诊。

患者肺气肿、慢性支气管炎多年，遇冷加重，闷喘，呼吸困难，自觉有痰不易咯出。脉濡，左寸弱、关弦而濡、尺沉稍弱，右寸弱涩、关大、尺稍紧；舌淡苔腻。

诊为表邪内陷，太阴寒湿，少阴虚惫。

处方：

桂枝23g　　赤芍23g　　　炙甘草15g　　杏仁10g

生半夏30g　阿胶10g（烊化）麻黄10g（后下）细辛10g（后下）

五味子23g　白果20g　　　炙款冬花15g　菟丝子30g

枸杞子30g　炮附子15g　　生山药30g　　人参15g

文火煮沸60分钟，日3服，14剂。

处方圆运动示意图：

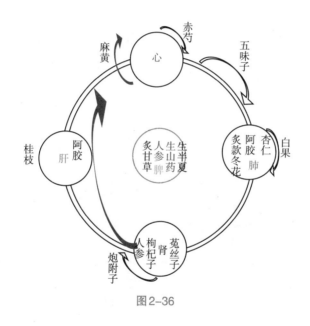

图2-36

春节得知，服此方后，冬季闷喘未作。

按：肺金受邪，久则母病及子。故用托透之法加入补肾之味。

21. 汗斑、荣卫不和1例

石某，男，15岁，浙江杭州人，2014年8月14日就诊。

吾友之子，身上后背有颜色较暗斑，成片，每逢天热即痒，适逢假期来我处小住，天热，痒又作，脉浮之紧细。

处方：

白芷20g 　　　 苏叶10g 　　　 浮萍20g 　　　 甘草30g
麻黄10g 　　　 细辛15g 　　　 杏仁15g 　　　 补骨脂20g

加水500ml煮沸10分钟，日3服，7剂。

处方圆运动示意图：

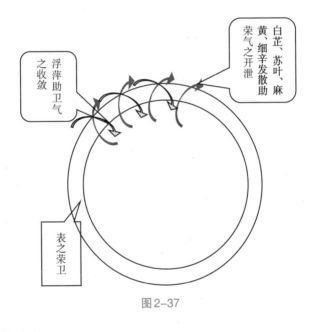

图2-37

服后痊。

按：汗斑在皮表，荣卫不和则出现汗斑，《伤寒论》中言："风气相搏，必成隐疹，身体为痒，痒者名曰泄风，久久为痂癞。"天气炎热，加重人身木火之气的疏泄作用，即是荣气外发，故汗出，若受寒，加重卫气之收敛，荣气疏泄不畅，荣卫交合不利，则出现汗斑或痒疹等。

故本例汗斑治疗以发表调和荣卫为治，依《伤寒论》之麻桂各半汤意。

22. 头痛、哮喘，外感后伏寒1例

谈某，女，16岁，浙江杭州人，2016年12月15日来濮阳求诊。

病史：患者自9月始出现头痛，额及颠顶痛，发作则目不可视，呕吐酸水，头摇，抽搐状。8月份曾患带状疱疹，位于左胸下及胁肋部，用药外治，并服小柴胡汤；9月份查见颈椎反弓。患者自幼多罹患外感，哮喘至今；9月份头痛服川芎茶调散乏效；疲劳、洗头、受凉皆可引起头痛发作。刻诊：面色萎黄，目黯，舌淡，脉浮紧数。

处方：

炮附子30g	炮姜20g	炙甘草30g	红参30g
生龙骨15g	生牡蛎30g	磁石30g	山茱萸45g
生麻黄10g（后下）3日	细辛10g（后下）3日		葛根60g
桂枝20g	川芎30g	大枣12枚	

加水2500ml煮沸2小时，日3服，14剂。

14剂服完，患者反馈，头痛已愈。

按："患者病史自9月始出现头痛，额及颠顶痛，发作则目不可视，头摇，抽搐状"此症病机乃是太阳经被寒邪所袭，中于头部深处。

我们的身体如同六瓣之橘，皮为表，橘络如经络，六瓣为六经。感受外邪也有轻重之分，外邪入浅则病轻，入深则病重，如果表与里皆中邪，则属于两感于寒之类。

可知此症中寒邪较深，疼痛甚，"头摇，抽搐状"，有伤寒论所述之刚痉、柔痉症状；头痛引起"呕吐酸水"。

处方圆运动示意图：

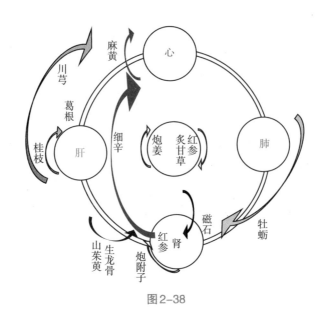

图2-38

"9月查见颈椎反弓"寒邪客于颈项，可引起颈椎病。有相当多的颈椎病是寒邪久客于太阳所致。

"9月份头痛服川芎茶调散乏效"说明治疗乏效；

"疲劳、洗头、受凉皆可引起头痛发作"，太阳症状仍在。

"患者自幼多罹患外感，哮喘至今"，说明此例病因，自幼外感失治。

"脉浮紧"，依脉症合参，患者诸症仍有伏寒在内，额及颠顶痛，仍属太阳证，且本气已虚，治以培补收敛元气，兼用葛根汤合麻黄附子细辛汤由深层次发表，透出伏寒，而病愈。

23.自汗恶风3年，外感缠绵1例

卢某，女，29岁，平顶山叶县人，2017年2月19日诊。

患者外感缠绵，自汗恶风3年，右脉斜飞，左脉反关，寸脉上浮，舌淡嫩，苔腻。

人参20g	赤芍10g	炙甘草15g	五味子15g
炒白术20g	白果20g	桂枝10g	炮附子10g
生姜20g	乌梅30g	枸杞子30g	菟丝子30g
生龙骨30g	生牡蛎30g	山茱萸30g	

加水1500ml煮沸60分钟，日3服，14剂。

处方圆运动示意图：

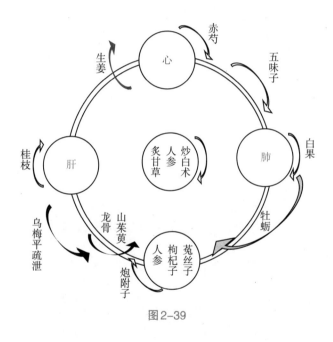

图2-39

按：卫气虚则自汗恶风，卫气禀金水之气，"金水之气由外向内、有卫护之意，故曰卫"。肺金收敛不足则卫气虚，久则母病及子，肾气亦虚。卫外之气虚则风寒侵袭不能防卫，易罹患外感。故治疗以降敛肺金为主，培补肾气，收敛元气，补运中焦，使中气足，肺金能降敛，元气得以收敛，则诸症瘥。

24. 产后伤寒、自汗畏风恶寒，培补元气、补固肺肾、听邪自去1例

张某，女，34岁，河北保定人，2015年7月26日来诊。

患者畏风寒，足膝畏寒，反多汗，虽夏季炎热，仍著复衣，1年半前行剖宫产，产后风寒所伤。刻诊：面色黄黯，唇紫，舌淡白，脉两寸浮紧弱，余弱甚，沉。

诊为髓不满则寒从中生。

处方：

五味子20g	生晒参20g	炒白术20g	茯苓30g
炙甘草10g	生半夏30g	砂仁15g	炮姜10g
龟板粉20g	鹿角胶10g（烊化）	炮附子10g	补骨脂30g
菟丝子30g

处方圆运动示意图：

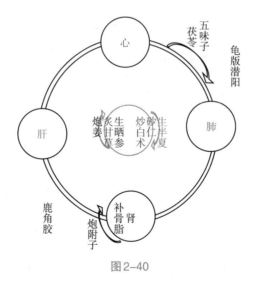

图2-40

加水 1500ml 煮沸 60 分钟，日 3 服，14 剂。

按：产后风寒所伤，气血俱虚，卫气散解不收，故畏风寒、反多汗，故从补中气、补气血、收敛肺金卫气为治，龟鹿二仙胶培补精血。

2015 年 8 月 30 日，二诊服药后诸症减，纳佳，汗减，刻诊：脉寸浮已减，关尺沉，舌淡，尖赤。

处：守 2015 年 7 月 26 日方 1 个月。

2016 年 2 月 23 日三诊，面色转明，唇周黄，痛经，自汗已减，脉未记录。

处方：

炮附子 20g	炮姜 20g	炙甘草 30g	白果 30g
柏子仁 30g	乌梅 30g	熟地 45g	山茱萸 45g
地榆 15g	红参 20g		

加水 2500ml 煮沸 2 小时，日 3 服，21 剂。

处方圆运动示意图：

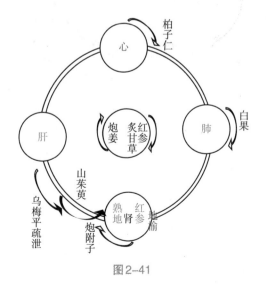

图 2-41

2016年4月10日四诊，咽不适，自汗已痊，脉右寸微上浮。

处方：

柏子仁20g	乌梅30g	白果20g	沙参15g
地榆20g	党参45g	山茱萸30g	生半夏20g
熟地30g	炙甘草15g		

加水1500ml煮沸60分钟，日3服，21剂。

处方圆运动示意图：

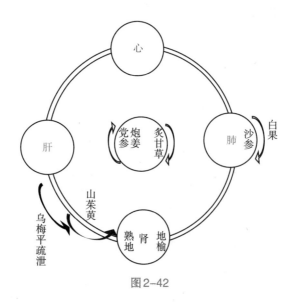

图2-42

2016年6月26日五诊，患者畏风，下肢冷，汗较前大减，脉已复，缓迟，舌淡胖，唇紫。

处方：

五味子20g	炮姜10g	柏子仁20g	赤芍20g
生晒参20g	炒白术20g	山茱萸30g	炮附子10g
地榆15g	熟地30g	茯苓30g	

加水1500ml煮沸60分钟，日3服，21剂。

处方圆运动示意图：

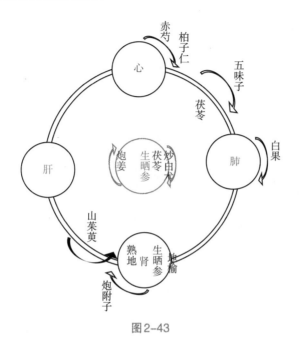

图2-43

2016年12月4日六诊，脉沉缓，左寸偏上，舌淡。

处方：

八珍丸、生脉饮服用1个月。

2017年3月19日面诊。自汗畏风已瘥。

按：补虚非一日之功，故此病疗程比较长。此病自汗乃是元气不固之虚证，卫气虚不能固摄故汗出，畏风恶寒与自汗本是同一病因，皆是元气虚而已，"人身非衣寒也，中非有寒气也，寒从中生者何"，"精无俾也"。其正气不足，卫气散解不收，加之感受风寒，寒邪入里，则畏风恶寒甚，乃至寒甚至骨，呼呵之气亦不能受，必着复衣于密室；夏季盛热，亦着复衣，自汗如洗而恶风寒；治法必须先扶正气，然后酌情托透伏寒，不可盲目发散。此例但扶正气，正气复，邪自去。

若正气来复，仍有自汗不止，可用桂枝加炮附子汤。

健康人在产后也会自汗、盗汗多日，此自汗、盗汗之治疗唯扶正而已。故产后多饮红糖水，糜粥自养，待其正气充盈其汗自止。

25. 高血压头痛、外感伏寒1例

程某，女，64岁，河南濮阳人，2013年2月21日就诊于濮阳。

患者有高血压病史10多年，外感半月余，行输液治疗。刻诊：鼻塞，脘胀，头痛，面色黯，目下如卧蚕，唇色紫，舌胖紫，脉沉紧劲搏、数、两寸浮。

诊为伏寒在内，兼有表证。

处方：

生麻黄12g（后下）	炮附子30g（先煎）	炙甘草30g
细辛30g（后下）	乌梅30g　炒白术30g	干姜30g
人参15g	生姜30g	

加水2000ml，先煎附子等90分钟，入麻黄、细辛10分钟，日3服，3剂。

2013年3月1日来电，头痛已愈。

按：患者高血压多年，脉沉紧搏，且唇舌色紫暗，一派阴寒之象，本阳气已虚，罹患外感，自然由表入里，成里寒兼有表证之象。脉沉紧，是里寒证之征，患者鼻塞、头痛，兼有表证之症，故麻黄附子细辛汤由里发表，加之理中汤补运中气，加人参以补足中气，正气足则邪自除。

处方圆运动示意图：

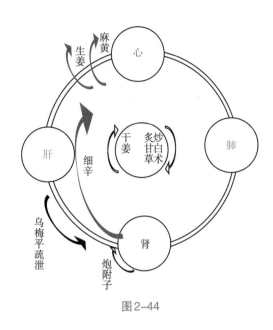

图2-44

26.血小板减少症，外感误治1例

周某，女，7岁，上海人，2015年8月9日就诊于上海。

患者2012年外感抗生素治疗后，具体不详。西医诊断为血小板减少性紫癜，使用激素治疗5个月，又在当地服半年余中药治疗。2014年9月游泳锻炼后又外感，后用药品头孢克肟，又发紫癜，血小板$1×10^9$/L，又用激素疗效差，用10片激素渐减少至今。刻诊：激素面容，脉浮，舌淡，有红点。

处方：

（1）炮附子10g　　姜炭15g　　　　炙甘草10g　　红参20g
　　　生龙骨20g　　生牡蛎20g　　　磁石20g　　　　山茱萸45g
　　　炒白术20g　　龟板10g

加水1500ml煮沸60分钟，日3服，30剂。

（2）培元固本散　冲服9g/日，空腹温水冲服。

2017年，再次来到上海，见到患者家长，方才得知，前方未服，服固本散1周后发热，全身出很多红疹，害怕而住院。但奇怪的是，血小板却升到接近正常值，血小板指标再没有下降，是不是服药得效亦未可知？

2020年得知，身体健康，已正常。

按：脾主统血，肾主封藏，血小板减少出现皮下出血、紫癜等症状，皆属于肾不固不藏之象，有的病因可能由表邪内陷入太阴、少阴，致脾虚不能统血，肾气虚不能封藏，临床治愈多例中发现其病因有表邪内陷入太阴、少阴所致。

此例扶正出现发热出疹，不排除是正气来复托邪外出。唯扶其正，听邪自去，也是一种治法，故有"万病不治，求之于脾肾"之说。但是，病人家属对出现的发热出疹症状不能理解，但是又对血小板升高至较高水平原因不明，又较为满意，认为是意外的收获，可是终因为畏惧现有症状而不再服药。

27. 外感误治致元气外越1例

李某，女，68岁，湖北黄梅人，2016年2月21日就诊于濮阳。

患者一度高热，当地输液治疗，后转为肺炎。刻诊：自汗如洗，恶寒，舌质淡胖，尖赤，苔厚腻，两颧如妆，脉浮数虚。

处方：

五味子15g	白果20g	生半夏20g	炙款冬花15g
乌梅30g	砂仁15g	炮附子15g	红参30g
炙甘草30g	炮姜20g	山茱萸30g	

加水2000ml煮沸90分钟，日3服，14剂。

处方圆运动示意图：

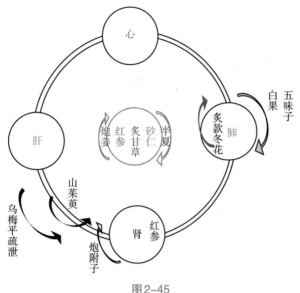

图2-45

2016年5月14日，患者来信言诸症几痊，嘱服

五味子15g　　白果20g　　　生半夏20g　　乌梅30g

砂仁15g　　　炮附子10g　　红参30g　　　炙甘草20g

炮姜10g　　　山茱萸30g

加水1500ml煮沸60分钟，日3服，14剂。

按：患者自汗如洗，且恶寒，乃卫气虚；舌尖赤，两颧红，阳气外越；舌淡胖、苔厚腻，是中气虚而不运旋；脉浮数虚，元气虚而不敛可知。四诊合参，有趋向危重之虞！治法当以敛固元气为主。

卫气禀金水之气，故降敛肺金收降阳气为治，"胃是诸经降之门"，肺金和胆经相火的降敛源于中气之右旋下降，故用生半夏降肺胃；砂仁运旋中气，五味子、白果降敛肺金，乌梅收敛疏泄，四逆加红参汤加山茱萸，温阳收敛元气。

28.高热寒战抽搐1例

郭某，女，79岁，河北武汉人，2016年3月19日诊于濮阳。

患者自今年1月4日，因高热寒战抽搐在当地住院治疗，查见胆囊炎、胆结石、胆管结石，疑外感；3月11日二度高热寒战入院，衄血2次，昨日下午出院。今日又高热寒战抽搐，舌质偏红，脉枯数，紧。

处方：

乌梅30g	冰糖30g	红参30g	炙甘草20g
生龙牡各30g	生姜10g	生麻黄10g	细辛6g

患者家属考虑患者年老，路远劳顿奔波，就近住下治疗，因煎煮不便，故改汤剂为免煎颗粒，原量一半，冲服，2次。

晚服1次，汗出，热减，1剂服完得畅汗，热退。

2016年3月20日二诊：昨晚1剂得汗热解，脉已不紧，弦硬，舌裂。治以滋水涵木。

处方：

（1）
红参30g	生龙骨30g	生牡蛎30g	磁石30g
山茱萸45g	赤芍20g	炙甘草15g	熟地30g
巴戟天30g	炮附子10g		

加水2000ml煮沸90分钟，日3服，30剂。

（2）固本散10g/日，冲服。

按：脉紧，表闭郁而化热，故用麻黄细辛生姜解表。

"患者高热寒战抽搐"，《伤寒论》言："问曰：病有战而汗出，因得解者，何也？师曰：脉浮而紧，按之反芤，此为本虚，故当战而汗出也。其人本虚，是以发战，以脉浮紧，故当汗出而解也。若脉浮数，按之不芤，此人本不虚。若欲自解，但汗出耳，不发战也。"

处方圆运动示意图：

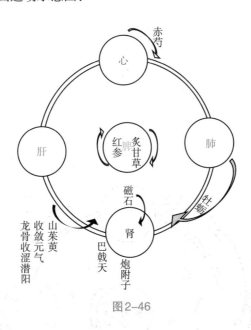

图 2-46

舌质偏红，脉枯数，高年阴虚，水不涵木，阴虚不敛阳，加以外感故高热，抽搐乃虚而化风之象；故方中用红参补元气，滋阴，龙骨牡蛎潜镇阳气，乌梅白糖汤收敛肝木之疏泄，且乌梅补肝体以柔肝，使肝木柔和而不化风。

患者服 1 剂药而退热后，脉象显出本来之象，脉弦硬，与芤脉相近，元气虚，阴体不足之象，肝体不足肝用太过，故滋水涵木收敛元气为治。

29. 咳喘 4 年，寒邪伏肺 1 例

郜某，男，7 岁，河南周口人，2016 年 9 月 25 日诊于濮阳。

患者咳喘4年，反复发作，两寸浮紧。诊为寒邪伏肺。

处方：

生麻黄10g（后下）	杏仁10g	炙甘草10g	桂枝15g
细辛6g（后下）	五味子10g	生黄芪30g	茯苓20g
炒白术15g	生姜30g	大枣12枚	核桃6枚
炮附子10g			

加水1500ml煮沸60分钟，日3服，7剂。

后电话联系3次，守方近2月。愈。

处方圆运动示意图：

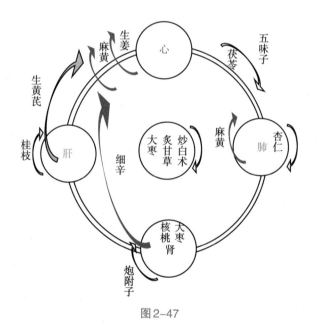

图2-47

按：脉两寸浮紧，病位仍在上焦肺及表，故用麻黄汤、麻黄附子细辛汤、小青龙汤意，托透伏寒发散表邪。

30.鼻炎，外感失治误治后遗症1例

张某，男，26岁，濮阳范县人，2016年6月12日诊于濮阳。
患者留学俄罗斯，经常外感，鼻炎，舌淡，脉右寸紧，尺浮弱。
处方：

生麻黄10g（间隔三日）　　　细辛10g（间隔三日）　　　桂枝20g

川芎15g　　　　赤芍20g　　　　炮附子15g　　生黄芪120g

枸杞子30g　　　菟丝子30g　　　五味子30g　　干姜20g

加水1500ml煮沸60分钟，日3服，21剂。

处方圆运动示意图：

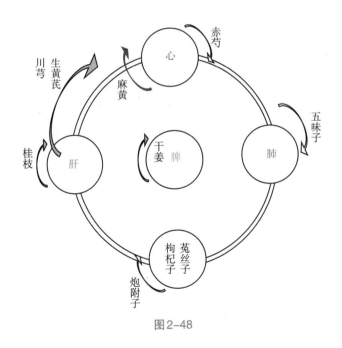

图2-48

按：鼻炎多为外感后遗症，鼻为肺之窍，外感寒邪失治或

误治，致表邪伏于太阳太阴之经络，鼻部荣卫、经络阻滞，气机不利，则为鼻炎。若不明病因病机，见鼻病而行手术之治疗，造成不可逆之损伤而病亦不除。治疗当以麻黄汤或小青龙汤温肺散寒，使荣卫经络通畅则愈。

该患者脉尺浮弱主肾气虚，《内经》言"卫出下焦"，肾气虚，则卫外不固，易罹患外感；卫气亦为中气所化，禀金水之气而主收敛，故补益中气、肺肾同治。

以小青龙汤化裁，温肺散寒，枸杞子、菟丝子培补肾气。

31. 咳则遗尿、易罹外感、肺病及肾、膀胱咳状，咳则遗尿1例

刘某，女，39岁，天津，2016年11月6日诊于濮阳。

患者罹患外感，咳嗽多日，近日咳嗽加重，咳则遗尿，舌淡，齿痕，脉两寸上浮、数。

处方：

（1）生麻黄15g　　杏仁15g　　桂枝20g　　炙甘草15g
　　　茯苓30g　　　干姜30g　　五味子20g　党参30g
　　　生姜30g

加水2000ml煮沸20分钟，日三服，3剂。

（2）五味子20g　生半夏20g　砂仁10g　　茯苓30g
　　　炙甘草15g　杜仲30g　　菟丝子30g　炮姜20g
　　　炒白术20g　炮附子10g　白果20g

加水1500ml煮沸60分钟，日3服，21剂。

按：《内经》言："膀胱咳状，咳而遗尿。""膀胱者，州都之官，津液藏焉，气化则能出矣。"其实是肾气虚导致。

处方圆运动示意图：

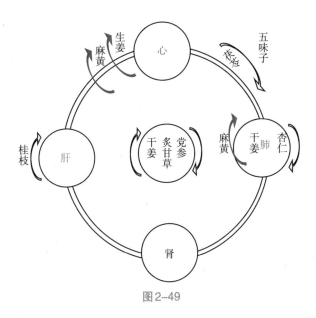

图2-49

处方圆运动示意图：

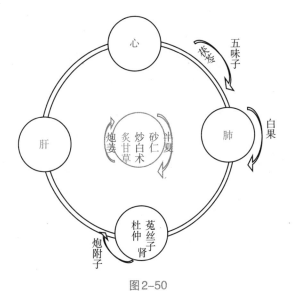

图2-50

患者外感后咳嗽日渐加重，寒邪伤肺，肺之宣降不行，则病咳嗽。咳而遗尿，下焦肾阳已虚。患者脉两寸上浮数，阳在上而不降；寒邪伤肺，肺金虚而降令不行，在上之阳气不能经肺金之敛降下降入水中，肾阳不能得以充养。故治当以温补中气、降敛肺金兼以温补肾气，五味子收敛肺气，白果补肺金之用，生半夏、砂仁旋降胃气以降肺，理中汤以补中气，使圆运动右之降路复常。

寒邪在肺，仍用宣肺发表，兼以补中气敛肺气为治。

32.寒邪伏肺久咳，太阴寒湿，肺金不降1例

刘某，男，49岁，2017年5月27日就诊于濮阳。

患者咳嗽10余年，咯吐白痰，咽痒，舌淡有齿痕，苔白腻，脉左尺弱，右寸弱而紧、关紧。

处方：

生麻黄10g	姜半夏20g	五味子10g	细辛3g
炙款冬花20g	炙紫菀20g	白果20g	炮姜20g
炮附子10g	补骨脂30g	枸杞子30g	生黄芪60g
炙甘草10g			

加水1500ml煮沸60分钟，日3服，7剂。

按：咳嗽多年，肺气已虚，延及肾气虚，且仍有伏寒在肺，太阴寒湿，故治以麻黄、细辛散寒，姜半夏降胃气以降肺，五味子收敛肺气，白果降敛肺金，紫菀、款冬花理肺络化痰止咳，炮姜、炮附子温命火、补脾土以温化太阴之寒湿，枸杞子、补骨脂补肾坚肾，黄芪补肺气。

2017年6月10日二诊，患者服上药10剂，夜晚咳嗽大减，舌质转润，脉有力。

处方圆运动示意图：

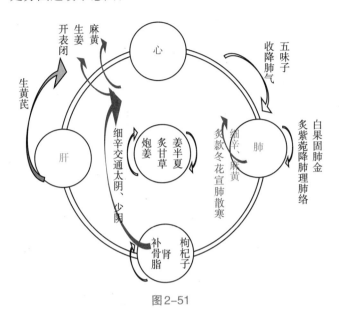

图2-51

处方：

生麻黄10g	炮姜30g	姜半夏20g	五味子10g
细辛3g	炙款冬花20g	白果20g	炮附子10g
补骨脂30g	枸杞子30g	生黄芪90g	炙甘草10g

加水1500ml煮沸60分钟，日3服，14剂。

33. 易罹患外感、发高热，邪之所凑，其气必虚1例

许某，女，10岁，河南安阳，2017年6月11日就诊于濮阳。

患者半月前外感，高热。自幼易罹患外感，缠绵难愈，自幼易发高热、扁桃体炎、口腔溃疡。

刻诊：舌淡，苔中腻，尖赤，目下黯，脉两寸上浮。

处方：

| 乌梅30g | 生半夏20g | 党参20g | 炒白术15g |
| 砂仁6g | 茯苓20g | 炙甘草10g | 巴戟天20g |

加水1000ml煮沸30分钟，日3服，30剂。

处方圆运动示意图：

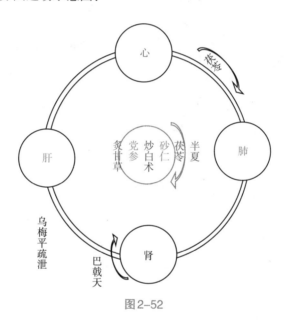

图2-52

按：外感易高热，易扁桃体发炎，口腔溃疡多年，相火疏泄太过，而源于肺金收敛不足，易致此症。

常人中气足，"轴转轮行"，"胃为诸经降之官"，胃气斡旋下降，肺金之敛降能力正常，胆经相火亦能经金气之敛降下降入肾水中而不致"上火"。若中气虚，中焦之斡旋不力，肺金亦虚，敛降不及，相火下降不及则易上燔导致口腔溃疡等症。

治用四君子汤补中气，半夏降肺胃，砂仁运中，乌梅收敛相火疏泄。

34.淋巴母细胞性T细胞淋巴瘤并发急性T淋巴细胞白血病1例

刘某，女，14岁，甘肃永靖人，2017年1月7日就诊。

患者来时坐轮椅，其父代述：1岁发癫痫，2016年3月诊为淋巴母细胞性T细胞淋巴瘤，并发急性T淋巴细胞白血病，鼻咽部软组织增厚，诊为鼻咽淋巴瘤；智力运动发育落后，在医院化疗4个疗程。刻诊：面白目暗，舌质淡白，肢厥如冰，脉细刃，左寸细刃，右寸弱。问知患病之前经常罹患外感，诊为：表证误治深陷，太阳经络寒凝。

治法：先扶其正，相机通之。

处方：

（1）炮附子30g（每日逐渐加6g）　干姜30g　　炙甘草60g

　　　人参30g　　桂枝30g　　川芎30g　　白芷30g（后下）

　　　生半夏30g　胆南星30g　禹白附30g　炒白芥子20g

　　　生麻黄10g（后下）　枸杞子30g　菟丝子30g

　　　巴戟天30g　仙灵脾30g　砂仁15g

加水3000ml煮沸2小时，日3服，30剂。

（2）西黄丸，鹿茸粉3g冲服。

按：患者常罹患外感，脉证一片寒象，有明显的太阳证：肿瘤病灶在鼻咽部，鼻咽部为手足太阳经之交会，寒邪深入经络部位深处，寒凝痰阻，以致此证。且督脉为诸阳之会，主一身之阳，督脉行走于后正中线至脑部，行于头面之前，《伤寒论》言"督脉为病，脊背强，隐隐痛…治属太阳。"太阳表实证。

处方圆运动示意图：

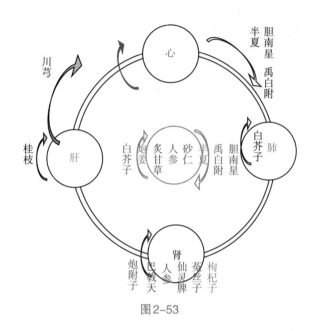

图2-53

中医治病不要考虑西医诊断结果肿瘤，而要用中医辨证的方法，独立思考、独立判断。此病仍属太阳病的范畴。肿瘤病灶就是经气寒凝之象，"散则为气，聚则成形"。唯治本，以复气化。

2017年3月11日，二诊于濮阳，患者因服药困难，间断服药1月7日方数十剂，已正常有汗，面色明显好转，舌淡，苔中厚腻，已能整天活动，睡眠中有癫痫发作，较前情况已减轻，纳可，诊左脉弱数不能满部，右寸脉已不弱。

处方：

（1）和胃散6g/日，西黄丸。

（2）炮附子30g　炙甘草20g　炮姜20g　生晒参30g

砂仁20g　生半夏30g　炒白术30g　禹白附30g

胆南星30g　巴戟天30g　乌梅30g　枸杞子30g

鹿茸粉3g（冲服）

加水 2500ml 煮沸 2 小时，日 3 服，30 剂。

2017 年 4 月 16 日，三诊于濮阳，患者来诊时已能自主推轮椅行走。病情稳步好转；癫痫发作次数减少；大便成形，日一行。脉弱。守 3 月 11 日方，30 剂。

2017 年 5 月 28 日，四诊于濮阳，患者面色好转，舌质淡红、苔腻，已能正常活动。癫痫约 1 周发 1 次。脉较前有力。

处方：

（1）炮附子 30g　　炙甘草 30g　　炮姜 20g　　红参 30g

　　　砂仁 10g　　　生半夏 30g　　炒白术 30g　　禹白附 30g

　　　胆南星 30g　　巴戟天 30g　　山茱萸 30g　　炒白芥子 10g

　　　郁金粉 6g（冲服）　川芎 6g（冲服）　鹿茸粉 3g（冲服）

加水 2500ml 煮沸 2 小时，日 3 服，30 剂。

（2）西黄丸。

2017 年 6 月 25 日，五诊于濮阳，患者来时步行平稳，面色润泽。

嘱守方：一诊方服 3 剂，间停 10 日，服用 2 个月。患者现仍在治疗中。

按：该患者每一诊的进步是大家有目共睹的，且有同日就诊的患者甚是惊叹；孩子第一次来的时候坐轮椅，二诊、三诊是孩子自己推着轮椅来的，五诊来时没带轮椅步履已很稳当；该患者自幼身体羸弱，易罹患外感，正气先虚，致寒邪层层深入，以致冰结，形成有形之淋巴瘤、鼻咽肿物等，且因外感反复发热入院诊治，诊为白血病，行化疗以致正气更虚，先后天二本飘摇，虚而生风，发为癫痫，且智力、运动发育迟缓。故治先以温阳培补肾气，兼以通经化痰；后以培补先后天为主，兼以化痰散结，用白芥子、郁金、川芎制散剂以通经络之瘀滞；患者整体改善甚为明显。

患者一直延治至 2020 年 7 月，几乎每 2 个月就来看诊一次，处方多在前方稍有加减变动，诸症均痊，西医检查淋巴结已正常，唯有癫痫间断发作。

附患者部分检查报告：

检查项目：	PET-CT 增 一 视 野 +PET-CT 每投照视野	显像剂：	¹⁸F-FDG	剂量：	5.0mCi	给药途径：	静脉注射
申请科室：	血液科		临床诊断：	淋巴瘤		检查日期：	2016-05-06

影像所见：

注射示踪剂40min后显像，见大脑形态如常，皮层各叶放射性分布均匀。皮层下各神经核团显影清晰，放射性分布对称。同机CT显示大脑灰质沟回未见明显增宽加深，白质未见明显低密度影，中线无移位。脑室无扩大，基底节区显示对称。小脑显影如常，两侧小脑对称。

口咽部两侧腺体显影对称，鼻咽部软组织增厚，放射性摄取不对称增高，最大SUV2.53。甲状腺两叶不大，形态可，腺实质内未见异常放射性增高灶。双侧颈部及双侧锁骨上区多发软组织影，放射性摄取增高，最大SUV2.41。

两肺显影清晰，左肺可见片状密度增高影，左肺下叶局限性不张，肺内未见异常放射性浓聚灶。前纵隔内可见软组织密度影，放射性摄取不均匀增高，最大SUV4.36。心肌未见明显显影。气管居中。胸膜无增厚，左侧胸腔积液。两侧乳腺轻度显影，两侧大致对称，乳腺区未见异常浓聚灶。未见胸部软组织异常影像。

腹部胃充盈良好，胃壁显影如常。肝脏形态可，轮廓光整，肝叶比例正常，肝实质内放射性分布稍欠均匀。肝内外胆管无扩张。胆囊大小正常，密度均匀，胆囊壁无增厚。肝门结构正常。胰腺形态放射性分布尚好，胰管不扩张。脾脏轻度显影，放射性分布均匀。两侧肾脏体积明显增大，肾实质密度均匀，肾盂、肾盏及输尿管无扩张。两侧肾上腺显影大致正常。腹部可见条索状肠影。腹膜后多发淋巴结影，放射性摄取增高，最大SUV2.09。腹水征阴性。腹膜软组织未见明显异常影像。

盆腔内膀胱放射性浓聚如常，膀胱壁无增厚。两侧腹股沟无异常淋巴结显示。子宫体积不大，形态尚可，局部无异常放射性浓聚。两侧附件区未见异常放射性摄取。

右侧髂骨可见放射性浓聚灶，最大SUV3.16，余视野内中轴心骨未见异常放射性浓聚。上、下肢关节带大致正常。视野内皮肤及软组织内未见异常放射性摄取。

影像诊断：

1. 鼻咽部软组织增厚，代谢不对称增高；双侧颈部、双侧锁骨上区、前纵隔内、腹膜后多发软组织影，代谢增高，考虑恶性病变，淋巴瘤可能性大。
2. 右侧髂骨高代谢灶，考虑骨浸润可能。
3. 左肺多发片状高密度影，考虑炎性病变；左侧胸腔积液。
4. 双肾体积明显增大，请结合专科检查。
5. 脑部PET/CT显像未见明确异常高代谢征象。

报告医生：	焦光丽		审核医生：		报告日期：	2016-05-06

医院地址：北京市海淀区阜成路51号（航天桥西）　　　　电话：010-66867142
本报告仅供临床参考，不做法律依据　　　SUV:Standard Uptake Value(标准摄取值)

图2-54　CT影像诊断报告

送检医院：本院	病案号：	科别：
床号：	送检日期：2016-05-09	收到日期：2016-05-09

送检材料： 无院标签233961*9/*2白片 资料*2

临床诊断： 鼻咽

光镜所见（附图）：

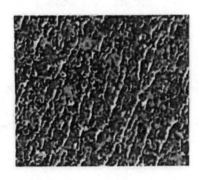

病理诊断：

（鼻咽）活检（2016-04）
- 淋巴母细胞性T细胞淋巴瘤；
- 原单位免疫组化染色显示肿瘤细胞：CD3（部分+），CD10（+），CD43（+），TdT（+），Ki-67（+>75%），其他多项免疫组化：CD20,CD21,Bcl-6均（-）；
- 补做免疫组化结果显示：TdT（+）。

病理医师：李向红　　　　　　　　　　　　　　签字：

报告日期：2016-05-16 13:24:17

图2-55　病理诊断报告

院别：304医院　　　　科别：血液　　　　送检医师：　　　　取检部位：髂骨

临床诊断：　　　　　　　　　　　　　　　收到日期：2016/5/8 11:26:48

 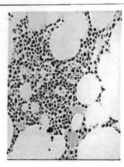

图一　　　　　　　　　　　　　　图二

诊断结果：

骨髓增生较低下，粒红巨三系增生伴幼稚细胞增多，不除外T淋巴母细胞淋巴瘤侵犯骨髓，建议加做免疫组化进一步确定。

大体描述：

BM 1块，0.3 cm x 0.2cm x 0.2cm，①x 1

镜下所见：

骨髓活检：HE及PAS染色示骨髓增生较低下（30%-40%），粒红比例减小，粒系各阶段细胞可见，以中幼及以下阶段细胞为主，红系各阶段细胞可见，以中晚幼红细胞为主，巨核细胞可见，分叶核为主；幼稚细胞增多，胞体中等大，胞浆量少，胞核不规则，核染色质细致。网状纤维染色（MF-1级）。

图2-56　病理诊断报告

入院日期：2016年08月26日 15:43　　　　出院日期：2016年08月30日 07:00

病历及诊治摘要：患儿刘蔼辉，女，14岁，主因"诊断T淋巴母细胞淋巴瘤3.5月余"收住院。入院诊断：1. T-淋巴母细胞淋巴瘤/急性T淋巴细胞白血病 ；2.肺部感染 ；3.癫痫 1)全面强直阵挛发作2)肌阵挛发作 ；4.智力运动发育落后。患儿入院后予HDMTX 2.9g+VDS 3.9mg+培门冬酶 4.5ml化疗，并给予对症保肝治疗，化疗过程顺利，期间予腰椎穿刺及鞘内注射1次，脑脊液常规及生化未见异常。MTX24小时浓度29.16umol/l，达有效浓度，MTX42小时浓度0.18umol/l，达安全范围。患儿目前水化碱化结束，一般情况可，无不适症状，化验肝肾功能正常。请示上级医师后准予出院。

出院诊断：

　　　　1. T-淋巴母细胞淋巴瘤/急性T淋巴细胞白血病 ；2.肺部感染 ；3.癫痫 1)全面强直阵挛发作2)肌阵挛发作 ；4.智力运动发育落后

出院医嘱：加强护理，避免感染及出血，低糖低脂低蛋白饮食，口服保肝药物，激素及抗过敏药，监测血常规、肝肾功能及凝血分析，定期返院化疗，不适时诊随诊。

出院后 1 周门诊复诊，如有病情变化及时随诊。

医师签名：_____　医师盖章_____

日　期：2016年08月30日

（未经本院盖章无效）

此证明一式三联，本联由病人保存。

图2-57　出院诊断证明

检查项目

胸部CT平扫

临床诊断

淋巴瘤

影像描述

胸廓对称，双肺纹理增多模糊，双肺内可见多发不规则模糊影，左下肺可见不规则实变影，边界不清晰，左上肺可见小结节影；双肺门结构较清楚。气管及支气管通畅，纵隔居中，纵隔内及左下颈部可见广泛不规则软组织密度影，边界不清晰，局部与邻近结构分界不清，CT值约47HU。左侧胸腔可见弧形液体密度影。肝脏及脾脏所扫层面未见明确异常。

影像诊断及建议

1、纵隔内及左下颈部广泛软组织密度影，淋巴瘤改变？
2、双肺炎性改变？左下肺局限性肺不张，左上肺小结节影。
3、左侧胸腔积液。
请结合临床，建议随诊复查或进一步检查。

| 报告医生： | 郭帅 | 审核医生： | 张毅 | 医生签名： |  |

图2-58　胸部CT检查报告

就诊医院（Hospital）：中国人民解放军第一附属医院（304 医院）　科别（Department）：血液　医生：徐丽昕

临床初步诊断（Original Clinical Diagnosis）：

标本来源（Specimen）：骨髓	病历号（Medical Record No.）：	床号：

标本采集日期（Specimen Sampling Time）：2016-05-05　接检日期（Specimen Receive Time）：2016-05-05

就诊类型：

所检测的抗原（Antigens examined in this test）：HLA-DR, CD2, CD3, CD4, CD5, CD7, CD8, CD10, CD11c, CD13, CD14, CD16, CD19, CD20, CD22, CD23, CD25, CD33, CD34, CD36, CD38, CD56, CD57, CD94, CD103, CD117, CD200, Ki-67, FMC-7, Kappa, Lambda, TCRαβ, TCRγδ, TdT, cCD3, CD45.

获取和分析细胞数（Total Events）：10000　　　CD45-SSC 圈门(CD45-SSC Gates)
各群细胞占有核细胞比例（Cell Population Proportion）：

P4门内细胞（绿色）Lymphocyte (Green)	38.2%
单核细胞（紫色）Monocyte (Purple)	5.6%
粒细胞（蓝色）Granulocyte (Blue)	44.7%
有核红细胞（灰色）Erythroblast (Gray)	11.5%

CD34+细胞占有核细胞比例（CD34+ Cells Proportion in Nuclear Cells）：1.0%

结果：在 CD45/SSC 点图上设门分析。P4门内细胞约占有核细胞的 38.2%，其中 CD7+CD3Part+的细胞（图示墨绿色）约占有核细胞的 12.8%。还表达 CD5、CD8、CD10、TdT、cCD3，考虑为异常的幼稚 T 淋巴细胞可能，请结合病理、基因检测结果和临床综合判断。

注：本次检测结果仅对本次标本负责，结果仅供临床医生参考。由于标本保存有一定期限，
　　若对报告结果有疑问，请在自报告日期起的三天内提出复检申请，逾期不再受理复检。
　　Note: The test results are only in charge of the specimen and for clinicians' reference only.

报告日期：2016-05-08　　操作者：王婷　　检测者：吴纯斌　　审核者：
（Report Time）　　　　　（Operator）　　　（Analyzer）　　　（Reviewer）

本检测项目及相关技术由美国梅奥医学中心（Mayo Clinic）提供，由
康圣环球（Kindstar Global）所属实验室完成中国地区内的验证和使用。

图2-59　血液肿瘤免疫分型报告单

2017年8月19日复查：

申请科室：血液科门诊	住院号：719764	床 号：
检查部位：颈部、腋下、腹股沟、颌下淋巴结彩超		ID 号：62731046

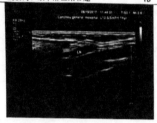

超声所见：

　　双侧颌下对比扫查：于左、右侧颌下分别探及数个低回声结节，界限清、形态规则，内部回声尚均匀，其中一个大小分别为1.2cmX0.5cm、1.7cmX0.6cm。彩色血流未见异常。

　　双侧颈部对比扫查：于左、右侧颈部分别探及数个低回声结节，界限清、形态规则，内部回声尚均匀，其中一个大小分别为1.1cmX0.3cm、1.2cmX0.4cm。彩色血流未见异常。

　　双侧腋窝对比扫查：于左、右侧腋窝分别探及数个低回声结节，界限清、形态规则，内部回声尚均匀，其中一个大小分别为1.0cmX0.4cm、1.0cmX0.4cm。彩色血流未见异常。

　　双侧腹股沟对比扫查：于左、右侧腹股沟区分别探及数个低回声结节，界限清、形态规则，内部回声尚均匀，其中一个大小分别为0.8cmX0.3cm、1.1cmX0.5cm。彩色血流未见异常。

超声提示：

　　1.双侧颌下、颈部淋巴结肿大。

　　2.双侧腋窝、腹股沟淋巴结可见。

此报告仅供临床参考	检查医生： 李生雷	报告医生： 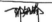

图2-60　颈部、腋下、腹股沟、颌下淋巴结彩超检查报告

2017年8月19日复查血象：

No	检验项目	结果		参考区间	单位
1	白细胞计数(WBC)	4.75		3.69-9.16	10^9/L
2	中性粒细胞计数(NEU#)	1.64	↓	2.00-7.00	10^9/L
3	淋巴细胞计数(LYM#)	2.65		0.80-4.00	10^9/L
4	单核细胞计数(MON#)	0.43		0.12-1.00	10^9/L
5	嗜酸性粒细胞计数(EOS#)	0.02		0.02-0.50	10^9/L
6	嗜碱性粒细胞计数(BAS#)	0.01		0-1.00	10^9/L
7	中性粒细胞百分比(NEU%)	34.5	↓	50.0-70.0	%
8	淋巴细胞百分比(LYM%)	55.8	↑	20.0-40.0	%
9	单核细胞百分比(MON%)	9.1		3.0-10.0	%
10	嗜酸性粒细胞百分比(EOS%)	0.4	↓	0.5-5.0	%
11	嗜碱性粒细胞百分比(BAS%)	0.2		0-1.0	%
12	红细胞计数(RBC)	4.12		3.68-5.13	10^12/L
13	血红蛋白(HGB)	134		113-151	g/L
14	红细胞压积(HCT)	40.0		33.5-45.0	%
15	红细胞平均体积(MCV)	97.1		82.6-99.1	fL
16	红细胞平均血红蛋白含量(MCH)	32.5		26.9-33.3	pg
17	红细胞平均血红蛋白浓度(MCHC)	335		322-362	g/L
18	红细胞分布宽度变异系数(RDW-CV)	13.2		11.9-14.5	%
19	红细胞分布宽度标准差(RDW-SD)	47.0		39.0-51.5	fL
20	血小板(PLT)	167		101-320	10^9/L
21	血小板平均体积(MPV)	9.6		9.4-12.6	fL
22	血小板分布宽度(PDW)	11.2		9.8-16.1	%
23	大血小板比例(P-LCR)	21.7		19.1-46.6	%

病员号：███ 年 龄：██ 标本种类：████ 临床诊断：T淋巴母细胞淋巴瘤/白血病
科 别：██████ 床 号： 送检医生：████ 采样时间：2017-08-19 09:12

备注：

接收时间：2017-08-19 09:38 报告时间：2017-08-19 09:46 检验者：████ 审核者：████

图2-61 复查血象报告

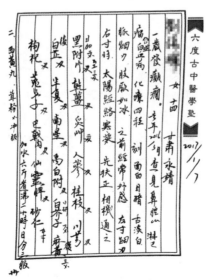

图2-62 2017年1月7日医案

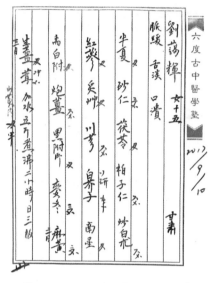

图2-63 2017年9月10日 医案

35. 外感误治，表邪内陷致肾病综合征1例

陈某，女，5岁9个月，陕南旬阳人，2014年12月22日就诊。

患者于半月前因外感发热输液渐致小便不下，至12月20日周身水肿严重，目已成缝，小便点滴全无，气喘，危候。在医院治疗，住院期间一直以6倍成人剂量利尿剂维持，近3日注射利尿剂亦无效，于20日下午并发肾衰竭，通知病危。几经辗转来西安求治，病人到我处已是夜10时左右。

刻诊：病孩周身水肿，目如肉缝，肚大如瓮，四肢如圆木，不能穿衣裤由棉被包裹而来，二便俱无，喘息短促，不能言语，时时哭闹，诊之右脉虚大无根数急，两尺飘摇，左关尺沉取有石硬象，趺阳太溪二脉因水肿而不见，舌淡胖苔腻。西医诊断为肾病综合征肾炎型、急性肾衰竭、急性支气管炎。

见证危重，当属水邪内困，真阳虚弱，两尺飘摇脉数无根，此少阴真阳告竭之危象，真阳不振阴水之邪难退，况病拖延至今正气消耗殆尽，回阳救逆是救命关键，故拟方如下：

炮附子25g	干姜25g	炙甘草50g	山茱萸35g
生龙骨30g	生牡蛎30g	磁石30g	红参10g
五灵脂10g	桂枝20g	茯苓20g	泽泻20g
生白术20g	猪苓20g	肉桂10g（后下）	

2剂水煎连夜服，嘱随时联系。

12月21日原已定行程于21日赴濮阳家师（张涵）家中拜年，驱车途中接病人电话告知仍未小便，但大便特多，服药10小时内已达7次，虽然无尿但病孩已不哭闹，因前住院依靠大剂量利尿剂维持，今只有中药故而心慌害怕。危重大症不敢自专，遂电告家师求治，述说原委。师虑我未在病侧恐转述有误，令在侧家属直与家师通话。我依令行作。下午1时许我到师父家中，恩师为我讲述该病之病机病理，令我休辞劳苦带处方返回西安守护病侧及时掌握病情救护生命。余得师令拜别恩师驱车返回，至病人侧已是凌晨1点。为病人开处方抓药。

家师处方如下：

生麻黄15g	杏仁15g	炙甘草20g	细辛15g（后下）
制炮附子30g	茯苓30g	肉桂10g（后下）	车前子30g
猪苓30g	泽泻30g	生黄芪90g	

分3服，3小时一次，日进2剂，昼夜不断。

12月22日，1剂药后，喘息止，小便20ml，浑浊，外阴红肿甚，可以交谈，时时笑声于大人。有了自病以来第一次自主小便。仍守服前方。

处方圆运动示意图：

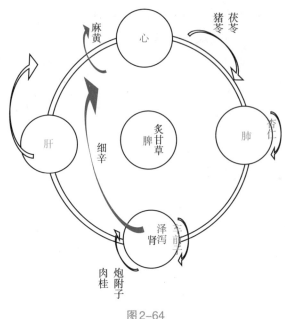

图2-64

12月24日上午小便仍10ml，但自病起首次得润汗于周身上下，返陕时家师曾言汗出则尿出，是否顺利汗出是本病向愈的关键所在。遂嘱家属不必着急，稍时应有小便出。患者得汗后水肿已有所减退。下午2时许电话告小便一次竟200ml，家属喜出望外，伴随汗出水肿已消退半余，患者当天八次大便、量多色黑油亮，至此开始知饥索食，日进半斤余，食即得微汗，晚将病况如实汇报家师，师言内陷之邪得出，调方如下：

守原方肉桂改投3g，生麻黄改投5g，余药不变服法减量，2日3剂。

12月27日面诊，患者周身又肿起但肚子明显退一圈，大便黄软小便日600ml左右，能下床走动（途中两次用炒车前子，小便顿减），将病况上告家师，师嘱肾气衰败需鼓之改方如下：

麻黄增至9g，加肾四味80g，以这个路子贯始终，遂嘱病家令服。

2015年1月1日，患者背部疼痛不可触及，问之再三乃是皮疼，用手轻触如起水疱之嫩皮感，脉略有洪象、舌黄不干。本想阴证出阳化热欲用公英之类不伤正之品稍稍清之，但师父教导本病乃三焦冰结气化不出所致，若见热投寒反使前功尽弃、况背痛又与推断不合，时已子时不扰家师、擅自将黄芪量自90g减至60g续服，如有不适次日再电告师父请教不迟。

2015年1月2日，电话询问已无热象、苔转薄白，舌不红、背部重揉亦痛感。不知疼痛消失是否与黄芪减量有关，疼痛既失，则守方续服。

2015年1月5日，电话来告，自2日起小便量增至1000ml/日，5日当天服药后强烈打颤晕厥1分钟，醒后呕出痰涎220ml，时小便一次竟达4000ml。

2015年1月6日面诊，大肚消尽，已无肿象，消瘦可见肋骨、胯骨，喜笑声未登门即闻，蹦蹦跳跳甚是可爱，体重37斤。后改投附子理中汤加肾四味、1周后体重增至42斤，家长戏称喂猪也没这么快。

部分散余记录：

自1月3日以来，每服中药便呕出胶黏痰涎，一次近200ml，病孩痛苦难耐，家长只是稍作安慰令病孩再服，其母善缘善护子女，呕吐难受只6日面诊时轻描淡写，详细询问才知细节。危亡大症，病人及其家属得绝对信任也是病愈莫大的助缘。

家属喜悦不能言语欲向家师感谢，因家师喜清净不喜人扰，被我婉拒并嘱咐照顾好孩子，另向家师代述病人感激之情。至此本病全部结束。

按：此例肾病综合征，是外感误治所致，患者半月前外感，输液治疗致水肿，入院查见肾炎、肾病综合征，诸法乏效，延治致全身严重水肿，外感表闭，肺卫不开，肺为水之上源，上源闭则下焦不开，治以"提壶揭盖"兼益气温阳利水，用麻黄附子细辛汤合五苓散加味，得汗则小便自出。表闭严重，麻黄渐加至9g。

故以此例肾病综合征之治疗，可引发思考，肾病之肾炎、肾病综合征可由外感误治而来，因体质不同，屡弱之人或屡次寒凉伤阳，由表及里，太阳病入少阴所致；故临床治疗当需谨慎。

附患者部分症状图片：图2-65，水肿治疗前腹部照片

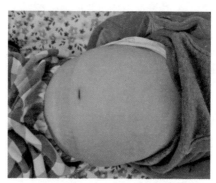

图2-65 治疗前腹部照片

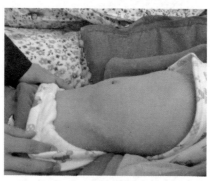

图2-66 治疗后腹部照片

36.午后潮热反复、疑似白血病1例

张某，男，19岁，河南濮阳人，2017年7月初诊于濮阳。

吾之小侄，于长春读大学，偶有午后低热2个月，放假回濮阳来诊：脉弦细，询知其长期熬夜，食饮失于常度。脾肾亏虚。

嘱其不要熬夜，善加调养。处乌梅三豆汤合金匮肾气丸。

服后并无速效。

吾弟恐其严重，遂于小区诊所输液治疗，退热乏效。

2017年7月14日，又外感发热，每午后潮热1月余，扁桃体发炎，咽痛，脘痛，脉浮紧数，舌淡，无汗。

处方圆运动示意图：

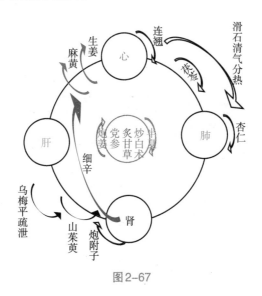

图2-67

处方：

生麻黄10g　　杏仁15g　　细辛10g　　炮附子15g

炮姜10g	炙甘草10g	山茱萸30g	滑石30g
连翘10g	乌梅30g	炒白术20g	党参30g
茯苓30g	生姜30g	生半夏20g	

加水1500ml煮沸60分钟，日3服，3剂。

服药期间，当地诊所大夫恐有肺结核，甚或白血病。遂入院治疗停服中药。

住血液科全面查体，检查结果无异常。每日输液，做多种筛查，体质渐差，发热反甚。

其同室病友均是白血病患者，有一位忽然口鼻出血去ICU急救，对他刺激较大，拒绝西医治疗。

2017年7月31日，侄子来诊，仍发热反复。在医院输液，头孢类药物乏效；做全面多种筛查，如荡涤肠胃做肠镜，更伤正气。体重较前减重10余斤，面色暗，已发热2个月，刻诊，羸瘦，面苍暗，舌质淡白嫩，有齿痕，苔腻；脉弱不满部，右关濡，两尺弱。干呕食少。昼日发热38℃以上。

处方圆运动示意图：

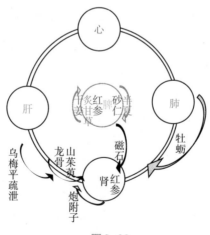

图2-68

处方：

炮附子30g	干姜30g	炙甘草30g	红参30g
生龙骨30g	生牡蛎30g	磁石30g	山茱萸60g
生半夏30g	炒白术30g	茯苓30g	砂仁10g
乌梅30g			

加水2000ml煮沸2小时，日3服，7剂。

期间已不在医院输液治疗。

服1剂，次日未热。后又下午发热。时值盛夏，期间又吹空调感寒，发热。

2017年8月8日，仍午后潮热，脉浮紧，已有力，苔厚腻明显减轻，无汗，纳差。

处方圆运动示意图：

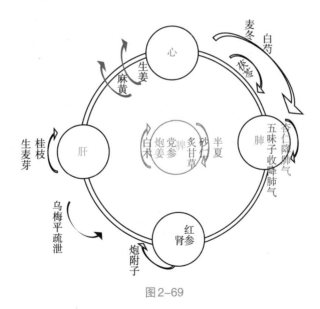

图2-69

处方：

滑石30g	党参60g	白术30g	茯苓30g

炙甘草15g　　生麦芽60g　　杏仁10g　　　　　白芍20g

姜半夏20g　　砂仁10g　　　生麻黄10g（后下）　桂枝10g

乌梅45g　　　五味子20g　　麦冬10g　　　　　炮姜20g

炮附子20g　　红参30g　　　生姜30g

加水2000ml，煮沸90分钟，日3服，2剂。

服后热减。

按：此午后4~5时热，为日晡潮热，一般为肺肾虚，不能收藏相火。

2017年8月10日，面色好转，唇淡红，舌苔退，唯后边稍腻。脉尺浮弱。

处方：

乌梅45g　　　生半夏30g　　砂仁10g　　　炒白术30g

茯苓30g　　　党参45g　　　炮姜20g　　　炙甘草30g

山茱萸45g　　枸杞子30g　　菟丝子30g　　炮附子30g

加水2500ml煮沸2小时，日3服，3剂。

处方圆运动示意图：

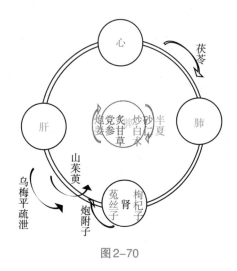

图2-70

当日在我处留观至晚方回，未发热。

2017年8月11日来电：未再发热。

2017年8月13日来电：已能正常饮食，精神体力佳。

按：此种低热，外感失治延久入里，加上患者平日生活习惯，熬夜、饮食寒凉，致肾气虚，中焦虚寒，中气不能斡旋下降，胆经相火不能正常降敛，肝之疏泄失常。

重在嘱其戒熬夜，善加调养。用乌梅三豆汤、肾气丸治疗。药丸力弱，且病已月余，不能覆杯而愈。适逢吹空调外感，荣卫郁闭，相火不降，郁热致使扁桃体发炎，至诊所输液治疗，抗生素乏效，医生怀疑肺结核，建议医院查胸部CT，再议输液治疗，遂入院检查，血象高，入住血液科治疗。西医诊断发热原因未明，虽有2次会诊，没有诊断结果。有专家怀疑白血病，等血液结果符合指征时再化疗。

头孢菌素治疗半月余。来诊时气色苍暗，脉弱不满部，纳呆，仍发热，治以师方小剂量破格救心汤加运旋中焦，补元气运中焦。

2017年8月16日，已3~4日未发热，纳增，面色明亮，舌苔腻退，舌淡红，脉缓而偏弱、尺弱。理脾胃补肾气善后。

处方：

生半夏20g	炒白术30g	炮姜20g	炙甘草20g
党参30g	炮附子20g	熟地30g	山茱萸30g
枸杞子30g	大枣12枚		

加水2500ml煮沸2个小时，日3服，7剂。

处方圆运动示意图：

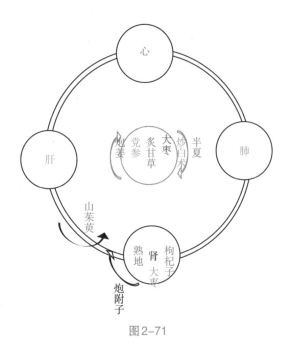

图2-71

（2）7剂后服附子理中丸、桂附地黄丸1个月。

附患者部分治疗图片：

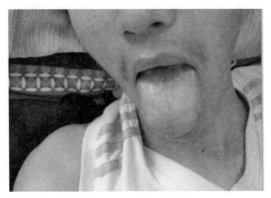

图2-72　8月5日舌苔

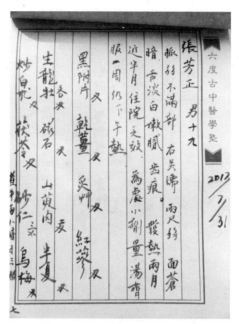

图2-73 2017年7月31日医案

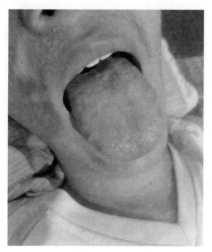

图2-74 8月8日舌苔

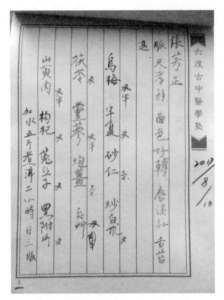

图2-75 2017年8月10日医案

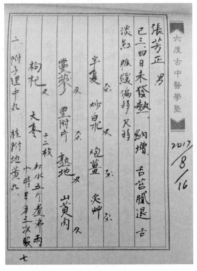

图2-76 2017年8月16日医案

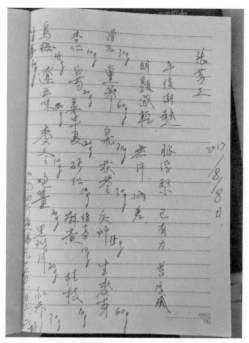

图2-77　2017年8月8日医案

8月16日舌苔

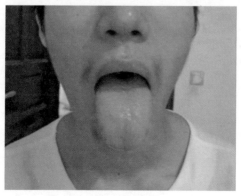

图2-78　8月16日面色、舌苔

37. 低热缠绵多日1例

康某，男，12岁，河北保定人。2017年3月1日就诊于濮阳。

病史：患者低热20余日，体温37.5℃，头晕，头痛，服牛黄上清丸乏效，曾赴北京儿童医院检查，未明确病因。

刻诊：面色萎黄，舌淡，苔中后腻，六脉浮。

处方：

炮附子10g	炮姜10g	炙甘草15g	山茱萸30g
党参45g	炒白术20g	乌梅45g	砂仁10g

加水2000ml煮沸90分钟，日3服，7剂。

嘱忌肉食冷饮。

处方圆运动示意图：

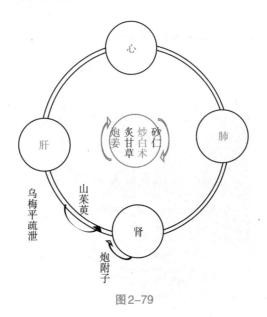

图2-79

2017年3月19日复诊，患者精神体力佳，昨日体温正常，仍头痛鼻塞，脉左尺紧，右寸微紧。

处方：

生麻黄10g　　　炮附子10g　　　细辛10g　　　乌梅30g

生姜30g　　　　川芎15g

处方圆运动示意图：

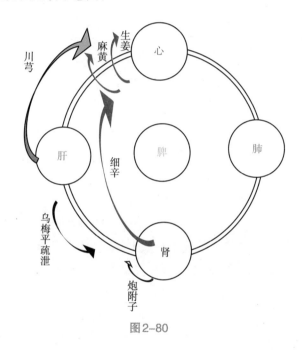

图2-80

加水1500ml先煎附子60分钟，入余味煎10分钟，二煎10分钟，混匀，日3服，与3月1日方3、1间服，（服3月1日方3剂，服此方1剂），3剂。

服后痊。

按：《伤寒杂病论》言脉：浮为风，亦为虚。脉浮一般认为表证，元气虚亦可表现为脉浮。患者初诊六脉浮，尺脉当沉，今反浮，故先收敛元气为治，适逢春季，阳气生发，肝木用事，且元气之脱在肝，肝之疏泄太过则耗伤肾水，故收敛以防木气疏泄太过，用小剂量四逆汤温下元，大剂量之山茱萸收敛，党参、白术以补中土，重用乌梅收敛肝木之疏泄。患者复诊之时又罹患外感，脉尺紧，太少同病，用麻黄附子细辛汤宣散寒邪，川芎以上达颠顶宣通脑络，重用乌梅以收敛疏泄，佐药用之散太过。

此种低热，为外感后遗症，表证失治，延及入里，肾气虚，肝之疏泄使相火外发，中气虚不能斡旋致胆经不能下降，每表现为午后或日晡低热，治当以培补中气和下焦肾气、收敛疏泄为主。

38. 小儿接种疫苗后高热2例

（1）小儿接种百白破及流感疫苗后发高热1例

2012年5月8日，下午5：52分，我接到长沙一位朋友的电话，紧急求助：其表弟之子5个月大，自费数百元打疫苗，打完疫苗当日，发热40.5℃，于医院输液治疗无效，已48个小时，问我可有办法。

悯此子年幼，且家长无医学常识，处方：

乌梅15g	绿豆30g	黑豆30g	黄豆30g
冰糖30g	板蓝根5g	知母5g	金银花5g（后下）
干姜5g	生甘草10g	西洋参10g	贯众10g

先煮乌梅三豆饮30分钟，再入余药10分钟，频频喂服。

5月9日17：42分短信：昨晚服药1次，今天上午体温退至38.7℃，并且出汗，后低热有些反复，接着服药2次，下午已不发烧了，只是有些腹泻，估计是用了许多阿莫西林的原因。

我建议她把此方子推荐给其他的家长。

（2）注射治疗甲亢西药引起高热1例

2013年3月14日，有一封来自杭州的邮件。

我的小舅，他因服用治疗甲亢的西药后过敏出现高烧不退！西医治疗无效果，今天拜读了你博客看到治疗"小儿打疫苗后发高热40.5℃"的药方，不知能否使用在我的小舅的情况上。

回复："可以试试"。

2013年3月15日邮件：他昨晚到现在一共服了3剂中药，西医打点滴5天都退不了的高烧，让你这神奇的药方给降下来了，感谢张老师。

按：此种接种疫苗后引发的高热在临床中较为常见，从中医的角度来看，患者接种后高热，是引发孩子自身的相火疏泄而不收，且疫苗可看为"外来之毒"，热毒入内，引发机体反应，高热难退，故治以乌梅白糖汤合三豆饮补中气，收敛相火平疏泄，金银花、板蓝根、贯众清热解毒，知母清热，加西洋参补肺体以强金敛相火，干姜以佐诸药寒凉之偏。

中医也讲接种，但是通过体外接触等方法来实现，比如痘，古代先贤接种痘是把患儿结痂捡来碾成粉放入面粉里给孩子喝下去，孩子可能很快就发痘，起到免疫作用。这种接种也是经过脾胃和肠的表，引起身体的反应，并没有直接进入血液。而现在的接种是直接注射入体内，人体之表没有起到防御作用。而疫苗有一定副作用，利弊确要权衡。

温病篇
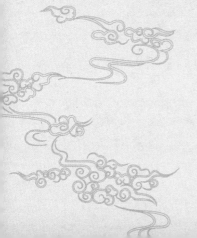

概述

温病乃天气异常，不循常令，致人之中气运行不循常度而木火外散，金水之气收敛不足，《圆运动的古中医学·温病本气篇》言："温病者，人身木火偏于疏泄，金气被冲，而失收降之令，水气被泄，而失封藏之能；水不藏则相火亦事飞腾，金不收则风木益事泄动。上焦则津液伤而热气冲塞，下焦则相火泄而元气空虚，中焦则中气衰败，交际无能。一年的天气运动，春生夏浮，秋降冬沉，春温夏热，秋凉冬寒，春生夏长，秋收冬藏。人身春木之气，升动生发失其常度，则温气病焉。此乃人身本气之病，非中今年之温，由口鼻而入，非伏去年冬季之寒，变为今春之温；不过虽是人身本气自病，亦必感受时令偏于疏泄的大气引动里气，然后病成耳。"

春温

逢中运木气太过或风木、相火司天之年，则春季生长升发易疏泄太过，"春三月，此为发陈"，所谓发陈，是去年由相火

处方圆运动示意图：

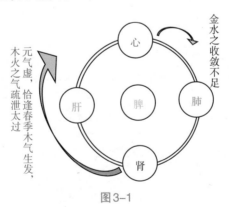

图3-1

降伏下降入肾水之阳气出于肾水之象，若中气虚或肾水虚之人，中气不能斡旋下降收敛、肾水不能正常封藏，则易病春温，可用乌梅白糖汤合三豆饮，乌梅收敛木气疏泄，收敛外散之相火；黑豆补肾水，黄豆补中气，绿豆补木气平疏泄；若温病甚者或年老体虚者当随证或可用收敛元气之法。

秋温

夏至一阴生，一年之阳气由夏至开始下降，夏至后第三个庚日为初伏；伏者降伏也，庚日者，金气也；大气在上之阳气经三伏天降伏下降至地面以下，立秋后金气加强，降伏之力更强，在上之相火经金气的收敛慢慢下降，冬季封藏入水中。人身亦如此。若大气相火在下降之时，或逢岁火太过、少阳相火加临阳明燥金之年，天气忽炎热，金气不能降之，被伏之相火因金气弱而逆腾，冲伤肺金，即是秋温之证。症见咳嗽，咽喉不利，或发热，甚或衄血等金气不降之症；可用麦门冬汤。麦门冬润降肺金，生半夏降胃气以降肺金、胆经；人参、炙甘草、粳米、大枣以补运中气；可用乌梅收敛相火之疏泄。

冬温

冬日应寒而反病温，非其时而有其气，故温病最重，彭子益言"冬季寒水封藏不密，木气拔根，故冬温人死最多，惟乌梅白糖汤最能挽回；若冬温上热下寒，足冷如冰，速服桂附地黄丸救之"。

冬暖必起温病，或冬日闻雷，冬日树发芽等，阳气收敛封藏不足，泄于外，则树木发芽；在人则最易病温。大气冬季之时主藏，寒则能藏；若冬日不寒冷，已经封藏入土下水中的阳气疏泄在外，人身阳气亦疏泄在外，阳气拔根，不在疏泄之时而行疏泄之令，下元空虚，阳气逆于上，表现为在外之热证，此时万不可用寒凉药，当用乌梅白糖汤合收敛元气之药。

1. 春温 1 例

2014年3月12日，我在家接到一位扬州家长的电话求助，其女儿5岁，发热6日，体温38℃，夜晚发热至39℃，近2日加重，唇红，有溃破，咽痛，喑哑，大便正常，纳差，苔白，舌尖赤，有汗，咳嗽。

诊为春温，兼感寒邪。

处方：

炙麻黄5g	杏仁10g	甘草10g	乌梅30g
绿豆30g	白术10g	金银花5g	生姜10g
知母5g			

处方圆运动示意图：

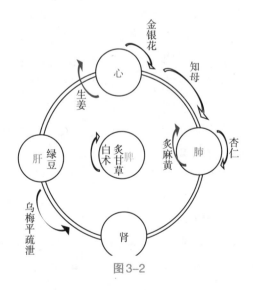

图3-2

浸泡30分钟，煮沸10分钟，三煎3服。2剂。

服后痊。

按：适逢春季，而发高热，相火疏泄已形成定在之热—口腔溃烂，故用金银花、知母清热，乌梅、绿豆收敛相火平疏泄，炙麻黄、杏仁宣降肺气以止咳，白术补中。

2. 感寒温病高热2例

（1）杨某，女，4岁半，河南濮阳人，2014年1月7日来诊。患者发热2日，西药退热乏效，刻诊，脉浮大。

处方：

| 乌梅30g | 黑豆30g | 黄豆30g | 绿豆30g |
| 金银花10g | 板蓝根10g | 生麻黄6g | 杏仁10g |

武火煮沸乌梅30分钟，纳余药煮沸10分钟，日3服，2剂。

2014年1月8日来电，述，昨夜服1剂，夜半热退，出汗甚多，今已痊愈。

按：此例应属彭子益《圆运动古中医学》温病篇所讲兼感寒温病范畴。恰值冬季，近日此类外感者甚多。

《内经》言："冬脉者，肾也，北方水也，万物之所以合藏也，故其气来沉以搏，故曰营，反此者病。"患儿脉浮大，发热2日，是木气相火疏泄太过，寒水封藏不密，故用乌梅三豆补中气、平疏泄、敛相火；且由感寒引起，脉浮，病在表，故用麻黄宣发卫气，杏仁宣降肺气，使表气复常；时气为病，加入金银花、板蓝根以清热解毒，一剂而愈。

（2）邓某，女，4岁半，河南焦作人。

焦作一朋友邓师兄之女，2014年1月9日，邓师兄打来电话，言其女儿前几日外感，已发热5日，很是焦急，电话中处方：

乌梅30g	黑豆30g	黄豆30g	绿豆30g
生麻黄6g	知母10g	生姜30g	

1剂

2014年1月10日，邓师兄携其女从焦作赶来濮阳，言及昨日服上方1剂，汗出热退，但今早又热38.2℃，故特来濮阳面诊。刻诊：面色萎黄，足冷如冰，舌淡尖赤、腻，脉浮数，两寸上浮。

处方：

炮附子10g	干姜10g	炙甘草15g	生龙牡各15g
磁石15g	炒白术15g	红参15g	生半夏30g
乌梅45g	炙麻黄6g（后下）	金银花6g（后下）	

加水2000ml煮沸90分钟，日3服，3剂。

服1剂愈。

按： 此例外感，患者因远在焦作，未能面诊，四诊缺三，电话处方只凭经验、近日时令外感治法治疗，方向不错，虽汗出热退，但不能顾全。翌日面诊，面色萎黄，足冷如冰，舌淡尖赤腻，脉浮数，是元气已虚，相火在上而不降，中焦中气虚不能斡旋下降，不可用知母之凉降，故用小剂量之救心汤温补下元收敛元气，半夏白术斡旋中焦，使在上之相火能下降，化生元气；重用乌梅，收敛相火、平疏泄，炙麻黄发散寒邪，金银花清热解毒以救时令冬温之弊。

此例患者较上例患者，实是同种时令外感，轻重不同，故治法有轻有重。

3.外感发热疑似手足口病1例

2012年6月4日，深圳一位朋友廖某打来电话，其子17个月大，外感反复发热，不能食，口腔痛，疑似手足口病，比较着急。

处方：

金银花5g	板蓝根10g	贯众10g	炮附子10g
炮姜10g	炙甘草15g	沙参15g	乌梅30g
炒白术23g	党参15g	生龙牡各15g	

1剂

6月5日来电：昨晚服上方1剂，今早体温已正常，已知饥，能玩耍。

按：手足口病，现代医学认为是由肠道病毒引起的传染病，多发生于5岁以下儿童，表现为口痛，厌食，低热，手、足、口腔等部位出现小疱疹或小溃疡，多数患儿1周左右自愈，少数患儿可引起心肌炎、肺水肿、无菌性脑膜炎等并发症，个别重症患儿病情发展快，导致死亡。现代医学目前缺乏有效治疗药物，主要是对症治疗。

中医治疗手足口病，辨证论治有较好的疗效。手足口病当属温病之范畴，本例患者反复发热，口痛，厌食，疑似手足口病的典型症状，依中医辨证，值三之气少阳相火主气之时，反复发热是相火不能潜藏于内，上燔甚或造成局部定在之热，口腔痛；不能食是中气虚而不能运化；此病中气、元气虚，相火不降，故治以小剂量之救心汤收敛元气，沙参以补敛肺金以助金气敛降，乌梅收敛相火平疏泄，理中汤以补中气，斡旋中焦；加金银花、贯众、板蓝根清热解毒，以清定在之热，且能解毒以制时疫。诸药合方，服1剂而愈。

4.病毒性感冒1例

张某，男，2岁，吾之幼子，2015年7月25日不明原因突发高热，2日不退，用乌梅三豆汤，麻黄附子理中汤加滑石，昨日至今泻多次，色黄，有屁，有沫，肛门红痛，呕吐数次，吐之物不化，无味，口不臭，脉紧数，沉之亦有力。

诊为病毒性感冒，少阳枢机不利。

处方：

柴胡6g	生半夏9g	干姜6g	黄芩10g
党参10g	炙甘草3g	白术10g	金银花10g
蒲公英10g	乌梅10g		

服上方1剂，日2服，服后热退。

处方圆运动示意图：

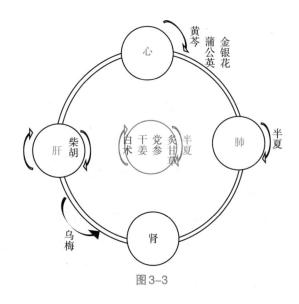

图3-3

按：此不明原因之外感，突发高热。用乌梅三豆汤收敛相火，1剂不效。又用理中剂运旋中焦，兼用滑石降金气以敛相火，未效。思乃三焦受阻，气机相混，清浊不能升降。时行不正之气感而受之，一日太阳，二日阳明，三日即入少阳；用柴胡汤燮理少阳三焦，以黄芩、金银花、蒲公英清热解毒。

5.手足口病2例

（1）李某，女，3岁半，河南濮阳人，2014年5月3日来诊。

患者近日口腔起水疱，溃破，手掌起小红点，发热，西医确诊为手足口病。刻诊：舌淡，苔腻，脉浮数。

处方：

金银花10g（后下）　板蓝根10g（后下）　炒白术20g

炙甘草20g　　　　党参30g　　　　炮姜15g　　　　乌梅30g

绿豆30g　　　　　黑豆30g　　　　黄豆30g

加水煮沸30分钟，后10分钟后下金银花、板蓝根，5剂。

服后痊。

（2）李某，男，2岁半，河南濮阳人，2013年6月23日就诊。

6月22日咳嗽，流涕，手心起水疱、口腔起水疱，确诊为手足口病，脉浮数。

处方：

乌梅30g　　　　　黄豆30g　　　　绿豆30g　　　　黑豆30g

生半夏15g　　　　炒白术15g　　　生甘草30g　　　党参30g

炮姜15g　　　　　贯众15g　　　　金银花10g（后下）

加水煮沸60分钟，后下金银花，3剂。

服1剂未再发。

2013年6月26日下午来电：手心水疱已干结痂，口舌已无疱。愈。

2014年6月28日，患者手足口病初起，脉数，舌中腻。

处方：

炒白术10g　　　党参10g　　　　炙甘草3g　　　　茯苓10g

乌梅10g   贯众5g   板蓝根3g   颗粒剂各一袋
开水冲，温服，5剂。服后愈。

6.手足口病后遗症1例

王某，女，2岁半，濮阳县文留镇人。2012年5月8日来诊。
自5月1日患手足口病入院，前天出院，咳不得卧，舌淡，
目眶、山根黯，手掌鱼际赤，掌心热。脉偏浮。

处方：

乌梅15g   绿豆30g   黑豆30g   黄豆30g
生半夏15g   砂仁5g   炒白术10g   炙甘草10g
党参10g   炮姜5g   冰糖15g   炙款冬花10g
生姜3片

煎60分钟，二煎混匀，日3服，3剂。

2012年5月10日，服2剂，咳已几去，偶有痰，病好转。
舌上有剥苔一元硬币大，呈灰色。

嘱守方改炮姜10g。

按：此例手足口病，患者舌苔硬币大剥苔，呈灰色，中焦
虚寒可知；手足口病本中气虚，木气疏泄之病，若补中气平疏
泄则愈后不生它病，现代临床医学治疗不免耗伤中阳，故患者
出院后目眶、山根黯，咳不止。用乌梅三豆汤敛疏泄收相火，
半夏、砂仁降肺胃理中焦，理中汤补运中气。

7.脑炎后遗症昏迷癫痫1例

索某，男，4岁，河南武陟人，2016年1月29日就诊于濮阳。
病史：患者2015年3月7日因脑炎于郑州住院治疗3个月。

住院前发热，服退热药3日，角弓反张，呕吐。

至今仍服西药，仍不断抽搐发作，意识不清至今。服麻黄附子细辛汤1个月乏效，抽搐发作频繁。

刻诊：咬牙切齿有声，流涎，对外界无反应，不知饮食，大小便不自知，便燥，脉迟弱。

初热毒入脑，生风，邪入心包。曾迭用牛黄止痉。

治法：补脾肾，杜生风之源。

处方：

党参10g	茯苓10g	炒白术10g	炙甘草10g
生半夏15g	木瓜10g	石菖蒲10g	巴戟天20g
肉苁蓉10g	熟地20g		

加水1500ml煮沸60分钟，余2两，日3服，30剂。

处方圆运动示意图：

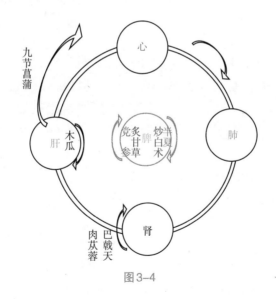

图3-4

按：肾为先天之本，脾胃为后天之本，若先后天二本虚弱，则可造成水不涵木、土不培木之弊，木虚则生风。

2016年2月21日二诊，抽搐较上次减，脉仍弱甚。

处方：

守方1个月，加固本散，每日3g。

2016年3月19日三诊，患者服上药1个月抽搐未作，能从口中进食，饮水，舌质转红，苔腻减，脉迟弱，仍有磨牙。

处方：

党参20g	白术15g	茯苓15g	炙甘草10g
生半夏30g	砂仁10g	木瓜15g	石菖蒲20g
巴戟天20g	肉苁蓉20g	熟地30g	龙齿6g
蛇蜕3g	胆南星6g		

加水1500ml煮沸60分钟，日3服，1个月。

2016年4月17日四诊，患者咬牙切齿已几无，能随物逐视，知食。刻诊：稍胖，面色微有红色，舌质淡苔薄白，脉仍弱。

处方：

（1）生晒参15g　白术15g　茯苓15g　炙甘草10g

　　　生半夏30g　砂仁10g　木瓜15g　石菖蒲20g

　　　巴戟天20g　肉苁蓉20g　熟地30g　龙齿6g

　　　蛇蜕3g　　胆南星6g　止痉散（蜈蚣1条，全蝎2g）

加水1500ml煮沸60分钟，日3服，30剂。

（2）固本散，每日6g，续用。

2016年4月30日，患者近12~13日低热37℃，日中热，早晚均不热，舌中黑苔如霉，偶有抽搐发作。脉浮弱，左脉几不见，下三部可见。纳差，嗳气。治仍以固护胃气。

处方：

（1）生半夏20g　砂仁10g　党参30g　炒白术10g

　　　茯苓20g　　炙甘草10g　陈皮15g　炒怀山药20g

加 1000ml 水煮沸 40 分钟，日 3 服，14 剂。

（2）和胃散 6g/日，分 2 次冲服，14 天。

按：舌中黑苔如霉，中焦运化已微弱，中气虚，治以培补运旋中焦为主。

2016 年 5 月 9 日六诊，患者服上方 1 周，黑苔显退，仍低热，昨日来电，嘱服麻黄附子细辛汤，仍热，未出汗，自服柴胡剂、牛黄等乏效，行物理降温。近 2 日抽搐多，至 6~7 次，刻诊：舌尖偏红，舌淡，无口臭，脾虚，脉仍几不可见。嘱不可再物理降温。

处方：

生半夏 20g	砂仁 6g	陈皮 15g	炒麦芽 10g
炒谷芽 10g	野党参 30g	炒怀山药 20g	山茱萸 30g
炙甘草 10g	生龙牡各 20g	磁石 20g	

加水 1500ml 煮沸 60 分钟，日 3 服，14 剂。

处方圆运动示意图：

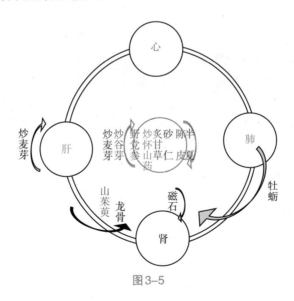

图 3-5

2016年5月22日，患者今日来诊，黑苔退尽，然仍抽搐，日或1次，或2次，昨抽搐4次，唇色淡，十指有青黑瘀络，食指青黑络如刺，至气关，左耳后青暗络，趺阳脉数，右脉较前有力，左仍弱。

处方：（1）刺耳后瘀络。

（2）川芎20g　　郁金20g　　白矾15g　　藏红花6g

元寸①1g　　牛黄1g　　石菖蒲15g　　羚羊角3g

全蝎6g　　蜈蚣10条

研粉冲服，分7日服完。

（3）5月9日方加槐米3g，煮法同前，7剂。

2016年6月26日，患者服前方抽搐递减，又服一诊方，面色、掌色均好转，近半月未抽搐，脉浮弱，仍少神。

（1）川芎1g　　郁金1g　　研粉冲服

（2）党参30g　　炒白术10g　　茯苓20g　　炙甘草10g

生半夏20g　　砂仁6g　　木瓜10g　　石菖蒲10g

熟地20g　　巴戟天15g

加水1000ml煮沸60分钟，日3服，30剂。

后未再随诊，偶有电话告知，在服一诊方，渐渐好转，抽搐已不作。

按：此病危重，脑炎属于邪气中于内，中藏中府危症，治愈的可能性极小。

接诊时已是发病后9个多月，问诊时，言及"初发热，服退热药3日，角弓反张，呕吐"。推理病因病机：病发于春天，考虑温病；角弓反张，太阳经深层受邪无疑；病邪入里中脑，属于痉病。是时行温病："热毒入脑，生风，邪入心包"。

温病的治法，初当收敛相火为先，视邪气之性而驱邪；正

———————
① 注：元寸即麝香。

虚为深层次的病因。

"住院治疗3个月，至今仍服西药，仍不断抽搐发作，意识不清至今。"病情危重，仍处于昏迷状态。家属放弃西医治疗出院。

出院后寻求中医治疗，"服麻黄附子细辛汤1个月乏效，抽搐发作频繁"。

此病所感之病邪，是温病；判断"初热毒入脑，生风，邪入心包"，温病有可能是寒温、湿温、风温，若是具有传染性质就是寒瘟、风瘟、湿瘟，须要辨证对治。时日已久，对正气消耗甚大。再加发散，正气愈虚。所以唯补脾胃，以杜生风之源。抽搐乃是风之象，内风由于元气虚，肾水不足，水不涵木，或者脾胃虚，中气化生无源，土不培木。本例中只能先从脾胃入手。

服培补脾胃方药后，抽搐减少，二诊加培元固本散，后抽搐止，渐渐能够有意识，四诊时，患者咬牙切齿已几无，能随物逐视，知食。

但是又有发热之变，分析原因有二：伏邪外出或者又外感邪气，正气来复，自然排异病邪，正邪交争，而有热象。

治法扶正加祛邪：加强脾胃之运化，与清其伏毒。刺血，祛除经络之宛陈邪气，牛黄麝香熊胆芳香化浊荡涤邪气。

可怜天下父母心，患儿之父母，经历了一年多的艰难心路，"随子生忧喜，慈爱过己身"；不离不弃多么艰难的守护。

瘟疫

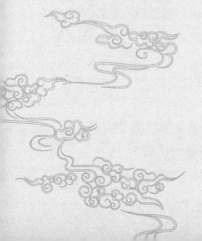

——六度古中医学塾对瘟疫的分析与治疗思路

冬天闻雷，征兆乃潜入地下的阳气逆升，甚则大气败坏；天人相应，人的元气不藏，正气不存于内，甚则中气败坏。然后外感寒邪，直入三阴，或腹泻，绞痛，肠梗阻，或咳嗽肺炎，或者心肌炎，或者外热，或者发癍紫癍出血等症，症状不一。实是感寒温病，两感于寒，死亡最速。

冬天发生打雷的现象，说明地气的封藏，中气的升降已经失常，会产生不同程度的中气的败坏，甚至会造成瘟疫的流行。

人对大自然的破坏，对生态平衡的破坏，也是瘟疫的一个原因，现在许多人吃野生动物，像蝙蝠、果子狸这样的动物被吃很多，这是瘟疫发生的直接原因。

1.中医的治法

治疗最重要的是治神，我们的神若不明，与天地大道相违，就会各种灾难丛生。以古圣先贤的教诲重新树立正确的人生观，就是治神。

忏悔是非常重要的，痛改前非。我们要勇敢的向大自然忏悔。忏悔我们毫无节制的造作，断除我们的自私自利之心和暴戾性情，不再伤害其他的动物，和其他动物和平相处。生起感恩之心：感恩天地、感恩大自然的造化，感恩所有的物种，感恩身边的人，并且愿意帮助所有的生命，帮助所有的人，和平共处。当大家都能生起这个心的时候，我们的生存的大环境，败坏的大气，就会自我修复。人生活在健康的大气里才能健康，瘟疫就会消失。

中医治病的方法有两种，第一种是祛邪，第二种是扶正，这两种方法可以同时使用，可以斟酌二者的比例。

治疗的目的是让人身的中气与大自然的大气相应同步，使它的升浮降沉，具有同步的规律。大自然像一辆大车，在我们的宇宙中间运行，而我们在这辆车上活动范围不许超出这辆大车，所以《内经》有讲"一候后则病，二候后则病甚，三候后则病危。"所以中医治疗的目标是和于天地，达到人与天地的和谐同步，中医所治疗的是人的整体，使之与大气、大自然相应。

瘟疫发生时我们的人身的中气，他的升浮降沉出现了问题，因为他和大自然的大气是相应的，大气出现了偏颇、出现了败坏，那么人的中气也必然会受到伤害，因为人是大自然的产物。这个很重要，我们打个比喻，天气温热的时候就会有苍蝇蚊子这一类的羽虫，羽虫是大气的产物，人和动物生活在六气交变之中，那么六气在任何时候出现问题，人身的中气也对应的会产生病变。

瘟疫发生时的大气败坏造成了在下封藏的元气精气不足，在人的身上肾气不足，就是相对应于大自然界的地下的水不足。水不足不能够含藏去年天气降下来的热，就会逆升上去，出现冬天闻雷，这就是温病。

那么在下的阳气逆升上去就会克伤肺金，这个逆升的阳气就叫做邪火，这个邪火，升上去会克肺金，也可能会造成脑溢血，也可能会造成心脏病，也可以造成胃病，升到哪里，哪里就会产生一些热的症状。所以无缘无故忽然间中风脑溢血的人也挺多，心脏病发作的人也挺多，肺病咳嗽，咳黄痰甚至于肺化脓，这样的症状也是非常多的。邪火到了阳明胃府，肠胃里边就会被邪热所伤，造成阳明实证，出现肠梗阻，出现急腹症。

邪火一旦形成了，产生定在之热就需要去清，用药如金银花、连翘、滑石、大黄。

但是这个邪火是命门之火所化，跑到了一个不正常的位置，就是不当其位，就是病。打个比喻，火在锅底儿下边可以烧水，可以做饭，但是这个火跑到锅口上面呢，就成了邪火了，不但不能做饭，还可能会引起火灾。要想办法把它复位，而不是把它彻底的浇灭，所以在这次瘟疫里边正确的使用清热药，而不能过分的使用清热寒凉的药。

但是仅仅有邪火为病还仅仅是时令病，不是瘟疫。

形成瘟疫还有一个条件，就是风，风气所化的虫–小虫。这是和西医所说的病毒，认知是一致的。这个風字，里面就是一个虫。在中医古籍里运气学，主气厥阴风木，就是春天温度上升，春风浩荡的时候，惊蛰大家都知道虫就会跑出来，風——繁殖。春天大气转温这是正常的，是不会有病的。但是冬天应该很冷的时候，却非常的温，就是暖冬，这时候就可能产生风温–虫–瘟疫。

所以在治疗的时候杀虫是一种方法。这就是祛邪的治法。《神农本草经》里面记载的有很多的药能够杀虫："去伏尸、鬼疰、杀三虫，杀蛊毒，杀小虫，辟瘟毒不祥"等等。比如雄黄能治"百虫毒肿"（端午节的雄黄酒就能够辟瘟疫）。

仅仅杀虫是不够的，你一定要改变生存的环境–大气的环境和我们体内中气的环境，来达到预防作用，这就是中医治法的扶正，使之不产生温的环境，不产生风的环境，就不会产生小虫了。

所以在预防的方子里面，要人为的让在下的火气不要逆升，像霜桑叶、枇杷叶、百合、麦冬等，这是降肺的药；补水涵阳的药，如熟地，枸杞子，大枣等。平升降的药如乌梅、黑豆、黄豆、绿豆。补中的如冰糖。

所以我们给出的预防方：

乌梅、冰糖、黑豆、黄豆、绿豆各30g，霜桑叶、贯众各

5g。煮水代茶服。

佩戴熏香方：雄黄、苍术、藿香、佩兰、甘松各10g。用辟毒芳香化浊的思路（不要内服）。

入疫区辟毒方：雄黄末涂鼻孔人中穴。

治疗要扶正驱邪相结合。

观其脉证知犯何逆随证治之。

张涵于六度古中医学塾

庚子年正月十二

西历2020年2月5日

2.瘟疫疑似案例选

（1）王某，男，79岁，2020年1月2日就诊于黄梅县。

12月24日外感风寒，第二天开始流清涕并全身发冷，26日开始咳嗽，其子为业余中医，处方：

白果20g	白芍30g	姜半夏30g	炙甘草15g
党参30g	山茱萸30g	生姜30g	大枣6~8枚

服1剂药后，症状有所减轻，当日洗澡又受凉，后几日再服药均无效果，且病情加重，有青痰，几日后转为黄痰，呼吸不畅，食欲减退，咳剧，且咳嗽有时会出汗，严重时咳而呼吸困难。

1月2日就诊，面色黄白，舌淡红，脉浮紧数，三部脉皆浮。

处方：

清半夏15g	五味子10g	炙紫菀20g	炙款冬花20g
白果20g	杏仁15g	乌梅30g	细辛6g
桑霜叶10g	贯众15g	巴戟天30g	补骨脂30g

红参30g　　　　川贝粉3g（冲服）

加水1500ml煮沸60分钟，日分3服。3剂。

处方圆运动示意图：

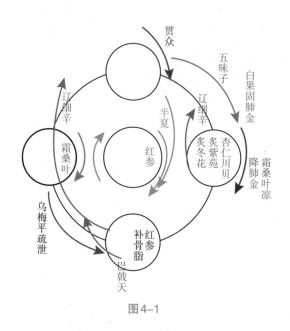

图4-1

服药当晚呼吸困难消失，咳嗽大减，已能安睡。

3剂药服尽，咳嗽明显好转，食欲大增，黄痰减少。又服3剂后痊愈。

（2）程某，女，65岁，12月16日就诊于黄梅县。

患者1个月前有点受凉，然后开始咳嗽，并且越来越重，兼有白浓痰，后又自觉躁热，自汗如流，已无法正常参加学习。自觉少腹凉多年。脉紧，舌淡。

处方：

清半夏15g　　　五味子10g　　　炙紫菀20g　　　炙款冬花20g

白果 20g　　　　细辛 3g　　　　党参 30g　　　　乌梅 30g

枸杞子 30g　　　制黑附片 10g　　炙甘草 10g　　　杏仁 10g

生姜 30g

加水 1500ml 煮沸 60 分钟，5 剂。

服药 1 剂咳嗽好转过半，5 剂服完痊愈。

处方圆运动示意图：

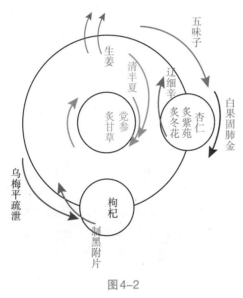

图 4-2

3. 服药之禁忌

（1）忌肉食

《素问·热论篇第三十一》言："帝曰：病热当何禁之？ 岐伯曰：病热少愈，食肉则复，多食则遗，此其禁也"自古以来有"食复""劳复"之说。邪之所凑，其气必虚，外感受邪，圆运动之四维相代，轮之不行，则中轴之脾胃中气运旋不畅，故很多感冒患者生病期间常出现食欲不振、纳呆等，若此时再食肉食等不易消化之食物，加重脾胃运化之负担，则病不易治；若病初愈，中气尚虚，脾胃尚娇弱，食难以消化之肉食等则病易复发。

（2）忌生冷寒凉

寒凉伤脾胃之阳，脾胃为一身气机升降之枢纽，是"中轴"，饮食生冷寒凉伤及中焦脾胃，脾胃为气血生化之源，"后天之本"，脾胃运化失司，则气血生化不足，正气不足，愈病则缓慢。

（3）忌熬夜

古人日出而作，日落而息，我们现在因为电子产品的影响，很多人失去了"自主"睡眠的能力，往往是看手机看到睡着，这样"强打精神"不仅耗伤心神，也耗伤肾水。"阳入于阴则寐，阳出于阴则寤"，子时一阳生，阳气开始从最低点升发，化生元气，我们的人体在子时是恢复元气最快最好的时间，此时若不休息，往往第二天白天睡一天也不能补回到最佳的精神状态，治病时更是如此，不能熬夜。

（4）忌房事

精、气、神乃人身三宝。肾为"先天之本"，肾气肾精充足，精化气，气化神，则神采奕奕，精力充沛。若房劳过度，耗伤肾精，则精力不足，神气皆弱。自古有"劳复"之说，在治疗疾病时或疾病在愈之时，若行房事损耗肾精，如同小学数学题，往蓄水池蓄水，进水口与出水口同时开，问何时才能蓄满？忌行房事则精气渐渐充盈，病方能痊愈。

其他服药禁忌：根据不同疾病，有不同的禁忌要求。